AF318890

PARASITES

DES

ORGANES SEXUELS FEMELLES,

DE

L'HOMME ET DE QUELQUES ANIMAUX

AVEC UNE NOTICE

Sur le développement de l'Oïdium Albicans Rob.

PAR

Le Dʳ D. HAUSSMANN,

Médecin à Berlin. 1870

Traduit par le Dʳ P.-E. WALTHER (Paris et Giessen)

(De Strasbourg)

Ex-médecin de la Marine et de la Guerre,
Chevalier de 2ᵉ classe de l'ordre du Mérite de Louis II de Hesse-Darmstadt,
deux médailles d'honneur (choléra, Toulon, Marseille, 1865-1866)
Membre de la Société de Géographie et de celle d'Anthropologie de Paris.

AVEC 3 PLANCHES LITHOGRAPHIÉES

PARIS

LIBRAIRIE J.-B. BAILLIÈRE ET FILS
Rue Hautefeuille, 19, près le boulevard Saint-Germain.

LONDRES	**MADRID**
Baillière, Tindall and Cox.	C. Bailly-Baillière.

1875

PARASITES

DES

ORGANES SEXUELS FEMELLES,

DE L'HOMME ET DE QUELQUES ANIMAUX

PARASITES

DES

ORGANES SEXUELS FEMELLES,

DE

L'HOMME ET DE QUELQUES ANIMAUX

AVEC UNE NOTICE

Sur le développement de l'Oïdium Albicans Rob

PAR

Le Dr D. HAUSSMANN,

Médecin à Berlin. 1870

Traduit par le Dr P.-E. WALTHER (Paris et Giessen)

(De Strasbourg)
Ex-médecin de la Marine et de la Guerre,
Chevalier de 2ᵉ classe de l'ordre du Mérite de Louis II de Hesse-Darmstadt,
deux médailles d'honneur (choléra, Toulon, Marseille, 1865-1866)
Membre de la Société de Géographie et de celle d'Anthropologie de Paris.

———

AVEC 3 PLANCHES LITHOGRAPHIÉES

———

PARIS

LIBRAIRIE J.-B. BAILLIÈRE ET FILS
Rue Hautefeuille, 19, près le boulevard Saint-Germain.

LONDRES	MADRID
Baillière, Tindall and Cox.	C. Bailly–Baillière.

1875

AVANT-PROPOS

NIL NOVI SUB SOLE

———

La traduction que nous présentons au public, commencée depuis quatre ans, était depuis longtemps terminée, lorsque mon honorable compatriote et confrère, M. le docteur Gasser, plus prompt que moi à publier son travail sur un sujet analogue, a donné sa thèse intitulée : DES PARASITES DES ORGANES GÉNITAUX DE LA FEMME. *Je puis d'autant moins m'en plaindre que le public a dû en être très-satisfait.*

Connu seulement jusqu'à ce jour en France par quelques fragments détachés, le livre du docteur Hausmann, si remarquable par ses idées neuves et savantes, et si précieux pour les spécialistes et les praticiens, existe donc enfin au complet en langue française ; nous sommes heureux de le donner aujourd'hui dans son intégralité.

Tout amour-propre à part et dans le seul intérêt du public, nous aurions désiré publier bien plus tôt cette traduction ; nous aurions ainsi épargné à notre honorable confrère la peine qu'il a prise ; des obstacles nombreux nous ont retenu depuis 1869, c'est-à-dire longtemps avant les emprunts, loyaux d'ailleurs, qu'il a faits à notre auteur.

Qu'il me soit permis de payer ici au vénérable et regretté docteur professeur Fée, de Strasbourg, mon tribut de profonde gratitude pour les encouragements dont il a voulu, dès son début, honorer mon travail ;

Et enfin que mon obligeant éditeur reçoive ici l'expression de la vive reconnaissance de son empressé et dévoué serviteur.

Le Traducteur,

Le docteur WALTHER

Paris, 1er janvier 1875,

PRÉFACE

—

Les présentes pages contiennent les résultats de recherches que j'ai faites depuis plus de deux ans, dans la clinique obstétrico-gynécologique de cette ville, et que je me suis efforcé d'étendre par mon propre cercle d'activité; il m'a fallu y laisser glisser bien des imperfections, pour ne pas remettre à un terme indéfini la publication de ce que j'ai obtenu jusqu'ici.

Qu'il me soit permis d'exprimer à Monsieur le conseiller intime et professeur Martin qui a bien voulu encourager mes efforts par la plus grande prévenance et m'autoriser à l'utilisation de son matériel clinique pour ces recherches, les sentiments de ma profonde gratitude.

Berlin, le 24 novembre 1869.

I. — HISTORIQUE.

—

Antiquité.

Les recherches historiques des temps modernes et l'exhumation des villes ensevelies sous leurs décombres fournissent des preuves de plus en plus abondantes que les connaissances sur les maladies des femmes étaient relativement bien plus étendues dans l'antiquité que la décadence de ces études dans le moyen-âge, et leur développement si lent à notre époque ne le feraient supposer : ainsi, pour n'en mentionner qu'une, les diverses méthodes d'examen et detraitement local, dont la connaissance et la propagation sont loin. jusqu'à ce jour, d'être générales, étaient pratiquées par les anciens, dans les plus larges mesures (1).

______

(1) Aphorismi : sectio III. 21, sec. V. 44. 56. 62.

Dans les écrits vraiment hippocratiques (1), les catarrhes des organes sexuels féminins trouvent une mention répétée ; le livre qui traite des maladies des femmes et qui, au jugement unanime de tous les historiens, n'appartient qu'à une époque postérieure, commence déjà par ces mots devenus proverbiaux : Ρόος λευκός (le flux blanc, les flueurs blanches) ; les différentes formes qui le constituent, les conditions qui président à son développement y sont traitées au long, et, dans la seconde partie de ce livre, on mentionne, dans la phrase suivante, des vers trouvés dans les organes sexuels féminins de l'homme ; « Ubi in mulieris pudendo aut recto intestino tenues ac minuti lumbrici ascarides dicti suboriuntur victis semen aut folia cum fellis tubulis obolo permisceatur. Cedrino verò oleo subactâ et lanâ succidâ benè carminatâ exceptâ, tertio quoque die per noctem et diem imponat. Postero diè ubi detraxerit, calida laret et aliis coctis et crudis vescatur, et ascarides excunt ac moriuntur (2). » A en préjuger par la description de ces « lumbrici ascarides, » par l'indication de leur siége d'élection et par le diagnostic qui les différencie des autres vers connus alors, tels que les autres ascarides et les ténias, il est hors de doute que l'on entendait par là les larves de mouches (Oxyuris vermicularis.)

D'après Joseph Frank (3), Hippocrate aurait en-

---

(1) Hippocratis opera omnia, edit. Kuchn. Lipsi 1825. Tomus II. liber XIV. p. 606-761.

(2) I. c. liber XV. p. 853.

(3) Praxeos medicæ universæ percepta. Leipzig 1830. III partie, 1er volume, 1re division. p. 671.

core observé, dans les organes sexuels de la femme, des Aphtes, mais à cette hypothèse s'opposent absolument les termes mêmes de son texte (1) « στόματα ἀφδώδεα, ἀδοίοις φύματα, » où l'auteur s'applique précisément, on le voit, à établir la différence des φύματα des organes sexuels d'avec les ulcérations aphtoïdes et les aphtes cités plus haut.

Aristote (2), qui, d'après Hacser (3), probablement a vécu avant l'auteur des écrits hippocratiques sur les maladies des femmes, décrit très au long, il est vrai, les catarrhes et les vers de la matrice ; mais, aussi bien que Moschion (4) Galien (5), Celse (6), C. Pline le Jeune (7), (Plinius secundus), Arétée (8) et Oribase (9), il en ignore l'apparition dans les organes sexuels ; Priscien et Cléopâtre (10), au contraire, déclarent : « Si vulvæ brachia doluerint, scias hac lumbricos rotundos habere, qui frequentes in ipsâ

---

(1) **Opera omnia, edidit Kuhn. De morbis vulgaribus, liber tertius, sectio tertia.** III vol. p. 482.

(2) **Aristoteles latinè interpretibus variis edidit Academia regia borussica.** Berolinii 1831. p. 311.

(3) **Geschichte der Medizin.** 1868. 2 Auflage. (Hist. de la Méd. 1868. 2me édit.,

(4) Περὶ γυναικείων παῶν, Basiliæ 1566.

(5) **Opera omnia, édidit Kuchn.** Lypsiac 1821-1835.

(6) **Celcii Medicina,** ed. F. Ritter et H. Albert. Colonia ad Rhen. 1855.

(7) **Historia naturalis, edidit Lillig.** Gothæ 1855.

(8) **Opera omnia, edidit Kuhn.** Lipsiæ 1828.

(9) **Œuvres d'Oribase, par Bussemarker et Daremberg.** Paris, 1854. Tome II, liber VIII, caput xxxiii, p. 244.

(10) **Israël Spachii Gynaccaion.** Cap. xxv, fol. 35.

vulvâ per intestinâ decurrunt. » Malheureusement
ce passage est marqué si évidemment au coin de
l'époque, qu'il en perd, pour nous, toute valeur.

Actius (1) remarque d'une façon toute générale :
« Viventes equidem vicinas partes aprehendunt
lumbrici (2) ; » Paul d'Egine (3), par contre, ne fait
pas plus mention d'une transmigration des Ascarides,
que les auteurs arabes, Rhazès, Abiméron, Abin-
zoar (4) et Avicenne (5); Sérapion (6) enfin ne dit
rien sur les voies où ils s'engagent.

Moyen-Age.

A un point de vue semblable à celui de ce dernier,
se place Constantin l'Africain (7), tandis qu'Albert-le-
Grand (8) et Jean Savonarole (9) ne font pas des vers

---

(1) Libri medicinales XVI Sermo. 99. Cap. xxxix-xxxxi. p, 273.
(2) Totius rei medicæ libri septem. Basiliæ, 1556.
(3) Libri novem Almansorem, edidit J. Arcutenus. Venetiis
1504. p. 158.
(4) Liber Theizir. lib. II. tractatus 3. caput xxiii.
(5) Liber canonis Avicennæ revisus. lib. I. càp. iii. et lib. III.
Fen. XVI. cap, ii et xi.
(6) Medici practici arabici, edidit Bellunensis. Venetiis 1550.
Tractatus III. cap. xxx.
(7) Theoritici Constantini Africani libri decem Basiliæ. Lib.
IX. Cap. xxx. p. 285.
(8) Secreta mulierum, ab Alb. Magno composita. Osan
Johreszahl. (Sans date.)
(9) Practica Venetiis. Tractatus VI. Cap. xvii.

une mention plus précise ; Antoine Beniveni (1),
dit-on , répéterait l'observation de Priscien et de
Cléopâtre, ce qui, à en croire le texte que j'ai eu
sous les yeux, assurément n'est pas, et aurait irrité
ainsi la religion de Jérôme Mercurialis (2), qui tient
pour impossible un autre trajet des vers du canal intestinal dans les organes sexuels par pénétration
(violence), qu'il déclare être mortelle, et c'est pourquoi il admet, sans examiner la vérité du fait, une
génération spontanée de vers dans le contenu pu-
trescent de la matrice !

La grande extension de la syphilis au xvie siècle,
jointe au début des recherches anatomiques et à l'é-
tude des anciens, reporte l'attention de nombreux
investigateurs sur l'examen des principales fonctions
physiologiques de la femme, en même temps que les
travaux d'un Vésale, d'un Fallope, d'un Eustache
rendaient à la partie opératoire de l'obstétrique un
service essentiel, sans cependant que les autres bran-
ches obstétrico-gynécologiques participassent beaucoup de ces progrès. Ainsi Fernelle (3) citait, comme
preuve de l'existence, alors admise par beaucoup
d'auteurs, d'un sperme féminin, les môles, dont
Aristote (4) déjà et C. Plinius (5) avaient reconnu la

---

(1) De abditis morborum causis. Cap. xvii.

(2) Dans J. Spach : Gynæciorum, sive de mulierum, tum
communibus, tum gravidarum, parientium et puerperarum affec-
tibus et morbis libri Graccorum Arabum, Latinorum. Argenti-
næ, 1597. Liber IV. Cap. xii.

(3) Opera medicinalia. Venetijs, 1567. p. 202.

(4) I. c. tomus VIII.

(5) I. c. liber VII, 21.

véritable origine, tandis qu'Oribase (1), Rhazès (2), Alexandre Benoît.et autres avaient déjà embrouillé ce problème, en y·mêlant diverses autres tumeurs d'une ressemblance apparente ; Fernelle, d'ailleurs, se contredit, un peu plus loin, lui-même, en disant (3) : « Neque hanc molam efficere potest muliebre semen quum nusquam visa sit mulier molem sine mare concepisse (4). »

Si c'est précisément les môles que j'ai choisis à l'appui de ce que je viens d'avancer, c'est parce que je serai bientôt forcé de montrer combien superficielles ont été les raisons qui, pendant longtemps, ont pu déterminer des auteurs à grossir de leur contingent la liste des parasites des organes sexuels de la femme.

Temps Modernes.

Fernelle (5) a vu les oxyures abandonner l'anus, mais ne les a pas suivis plus loin dans leurs pérégrinations. L. Mercatus (6) consacre aux vers de la matrice, que, de son propre aveu, il n'a jamais vus lui-

---

(1) I. tome III. liber. II. p. 65.

(2) I. c. p, 169.

(3) Veronensis physici ad Maximilianum Augustum imperatorem. Venetiis, 1533, liber XXVI, cap. xxxiv.

(4) I. c. lib. XI. cap. xv. p. 383.

(5) I. c. p. 374.

(6) De mulierum affectionnibus. Tomi IV. Venetiis 1587. lib. II. cap. XXVIII.

même, un chapitre assez long où il s'autorise d'Hippocrate, de Priscien et de Cléopatre ; sa symptômatologie diffère un peu de celle de ses prédécesseurs, et c'est de son chef qu'il recommande, pour la guérison, des clystères utérins, qui doivent entraîner, avec les mucosités, les parasites qu'elles contiennent, Je passe sous silence les auteurs qui le suivent du plus près, car eux aussi n'ont rien fourni d'original.

Plus féconde a été la direction introduite dans la gynécologie par Morgagni (1) et son précurseur, Regner de Graaf (2), qui, d'un commun accord, n'ont communiqué aucune de leurs observations sur les parasites des organes sexuels féminins, ni fait mention de leurs devanciers, mais n'ont pu, malgré cela, empêcher que, même après eux, des cas aient été publiés isolément par Scherf (3), Lentilius (4) et autres, voire même que les fils spermatiques (spermatozoaires), à peine découverts, aient été comptés au nombre des vers. Nicolas Andry (5), dans son ouvrage sur les vers humains, consacre aux « vers spermatiques » un long chapitre, où il les fait pénétrer dans la cavité utérine et dans l'œuf, pour aban-

---

(1) De mulierum organis generationi inservientibus. Lugduni Batarorum 1672.

(2) De sedibus et causis morborum per anatomen indagatis. Bas. 1765. Servat. VII p. 44.

(3) Micellaneorum medico-physicorum sive ephemeridum germanorum annus nonus. Norimbergac. 1693. Ob.

(4) Miscellaneorum etc. 1712. Appendix fol. 201.

(5) De la génération des vers dans le corps de l'homme. Paris, 1715, cap. XII. p. 284-343.

donner de nouveau ce dernier... « quand elles ont
« atteint toute la grandeur qu'elles doivent avoir
« dans l'œuf, *l'animal fait violence à la prison qui le*
« *renferme*, et prend naissance, comme nous l'avons
« déjà dit, »

Dans l'intervalle on avait observé, à Breslau, en
1702, à plusieurs reprises en Hollande, et plus tard
aussi en France, des catarrhes de la matrice, très-
répandus, qu'on attribuait à des influences épidémi-
ques, et Raulin (1) n'hésite pas à indiquer comme
cause probable de ces maladies épidémoïdes, l'injes-
tion, avec l'eau potable, de plantes et d'animaux qui
se développent dans les marais des contrées en question. Quelle que fût la valeur de cette critique différentielle des causalités isolées, c'eût été là un bon
pas de fait pour une connaissance plus approfondie
des diverses maladies de l'utérus, et cependant il
n'en fut rien, faute de recherches microscopiques,
car Becker (2), tout Hollandais qu'il est, ne fait de
cette cause aucune mention et, un siècle encore
après Raulin, H. Clarhe (3) en est au même point
de départ.

J.-P. Frank (4) indique que l'exanthême aphtkeux

---

(1) Traité des Flueurs blanches. Paris, 1717. Tome I. p. 146.

(2) Verandeling over den roitten Vloed. Amsteldam 1786.
(Traité des flux blancs. Amsterdam.)

(3) Beobachtungen über die Krankheten des Weibes, welche
von weissem begleitesind. 2 Theile. deutsch v. P. und. J.
Heinem. Hannover 1818-1823. [Observat. sur les malad. de
la femme, qui sont accompagnés de catarrhes. 2 parties.]

(4) De curandis hominum morbis. Mannheim 1792. Lib. III.
p. 273. (Leipzig, 1803. Tome I. p. 440 et ss.)

de la bouche se développe également aux organes sexuels de la femme ; de même, Fleisch (1) et Guersant (2) dépeignent cette similitude d'après nature, en ces termes : « J'ai quelquefois remarqué de pe« tites plaques semblables à celles que je viens de « décrire, à la partie interne des nymphes et des « grandes lèvres chez les jeunes filles. Ces inflam« mations guérissent très-promptement par de « simples lotions émollientes. »

De leur côté, Joseph Frank (3) , Eisenmann (4), et C.-G.. Neumann (5), parlent d'une extension des champignons de l'anus vers le vagin , ces observations en partie exactes, sont toutes, cependant, restées inaperçues, tandis que les helminthologistes plus anciens, sans hésiter, accouplaient sous la même rubrique, en vertu de leur ressemblance extérieure, les *vessies* molaires et les vers *vésiculaires*. Ainsi Goeze (6), dans le catalogue de ses collections, nous place à côté des vraies hydatides du foie, une hydatide du

------

(1) Handbuch über die Krankheiten der Kinder. Leipzig 1803. Ba I. p. 440. n f. (Manuel des maladies des enfants.)

(2) Dictionnaire de médecine. Paris. Tome II. Sept. 1821. p. 510 et ss.

(3) Praxeôs medicæ universæ præcepta. Lipsiac. 1830 3 Theil. I 69, 1. Obs. p. 662 et ss.

(4) Die Krankheits familie Pyra. II. D. Erlanger 1834. p. 20-46. (La famille morbide Pyra.)

(5) Von den Krankheiten des Menschen. 1836. 2 crufl. Berlin. § 179. p. 196. (Des maladies de l'homme.)

(6) Versuch ciner Naturgeschichte der Fingeweidewûrmer thierischer korper. Btandenburg,1872. p. 462. (Essai d'une hist. nat. des Entozoaires dans les corps animaux,)

placenta ; Zeder (1) parle directement des vers vésiculaires (cysticerques) de la matrice, et, seul, ainsi que Virchow (2) l'a déjà fait valoir, Bremser (3', est resté, dans son appréciation sur la nature des hydatides de l'utérus, dans une juste réserve.

Ensuite, au siècle présent, Percy (4), dans son discours devant l'Académie, et imprimé à part à cause de l'importance du sujet, a posé ce fait précis : « Les « hydatides, dis-je, sont de véritables animaux, sont « des vers d'une espèce particulière : » aussi a-t-il pu, bientôt après, se vanter, dans la haute jouissance de son triomphe scientifique, de la satisfaction qu'il eut à sauver, par la puissance subjugante de son argumentation, l'honneur d'une jeune religieuse qui, quelques mois après la suppression de ses règles, avait perdu, par les voies sexuelles, de pareilles vésicules, et avec elles la confiance des siens, qui ignoraient la théorie nouvelle ; mais il ne parvint pas à montrer à ses collègues les prétendus mouvements du tænia hydatigena sive hydatioïdes nouvellement découvert et à vaincre complètement leurs doutes.

---

(1) Erster Nachtraehzzur Naturgeschichte der Eingeweidewûriner von Goeze, herausgegeben von Zeder, Leipzig. 1800. p. 387. Prunier, appendice à l'Hist. nat. des entoz. de Goeze...)

(2) Ueber lebende Würmer in lebenden Menschen Wien 1819. p. 259, (Sur des vers vivants dans l'homme vivant.)

(3) Die Krankhaften Geschwülste. Band. I. Berlin, 1843. p. 407. (Les tumeurs morbides.)

(4) Journal de Médecine, de Chirurgie et de Pharmacie, par MM Corvisart, Leroux et Boyer. Paris 1811. Tome XXII. p. 171 et ss.

Ce qui n'empêcha pas Cloquet (1) de penser amender (?) le nom de ce parasite en celui d'*Acephalocystis racemosa*, et en Allemagne également, en peu de temps, on montra, malgré la complexité équivoque des symptômes, qui n'échappait à personne, une tendance marquée à confondre les hydatides placentaires avec les parasites animaux ; bien plus, en passant, Rendorff (2), dans sa dissertation écrite sous la direction de Rudolphi, incorpore, dans le système des parasites animaux (vers), tous les kystes des ovaires, des franges, des oviductes, des ligaments larges, des muqueuses utérines et vaginales, en général de de tous les organes sexuels féminins et de leurs annexes.

Désormeaux (3), le premier, s'appuyant sur les observations de Velpeau, au sujet d'œufs expulsés prématurément, s'est élevé contre ce mélange de faits anatomiques parfaitement fondés et acquis , avec l'existence de parasites peu connus et dont les caractères ne concordent qu'à la surface ; Mme Boivin (4),

---

(1) Boivin : Nouvelles recherches sur l'origine, la nature et le traitement de la môle vésiculaire.

(2) De hydatibus in corpore humano, præsertim in cerebro repertis. Diss. inæug. Berolini 1823.

(3) Bey Boivin. I. c. p. 6.

(4) I. c. Une brochure récente de M. Block : die Blasenmolen. (Les môles vésiculaire.) donne des idées de Mme Boivin une idée inexacte ; cette dame dit : (loc. cit. p. 21) « Au moins nous paraît-il évident que ces vésicules ne sont pas des êtres animés. » puis (p. 24) « L'existence de la môle vésiculaire a nécessairement été précédée de rapports sexuels productifs. » Si Mme Boivin ne nie pas absolument l'apparition possible de véritables hyda-

elle-même, quoique les considérations anatomiques lui fussent moins familières que les éloges enthousiastes de M. Feltz (1) ne pourraient le faire supposer, Mme Boivin cherchait à réduire les môles vésiculaires à divers états morbides de l'œuf et de la membrane caduque. Enfin, dans les écrits subséquents de Denman (2) et autres, nous trouvons déjà des appréciations parfaitement exactes sur la nature des môles vésiculaires, tandis qu'avec la même époque coïncide la découverte du premier parasite animal des organes sexuels féminins, qui n'y arrive point par erreur, mais parce qu'il y trouve toutes les conditions de son existence, —la Trichomonas vaginalis de Donné (3).

Outre cet infusoire, le même investigateur a observé les vibrions et enfin un produit végétal qui répond, il est vrai, à la Leptothrix buccalis de Robin (4), mais auquel il n'a pas ajouté une valeur suffisante. C'est pourquoi déjà, et ensuite parce que, sur la nature animale de la Trichomonade vaginale, il s'est engagé une polémique très-animée, que la

---

tides dans la matrice, on peut d'autant moins lui en faire un reproche, que de son temps on ne connaissait pas, en général, l'increscence des touffes chorioniques dans la substance utérine.

(1) Gazette médicale de Strasbourg. 1868. N° 6. p. 68.

(2) An introduction to the practice of Midivefery. Thirdamérican édition by John W. Francis. New York. 1829. p, 139.

(3) Recherches microscopiques sur la nature du mucus. Paris 1837. Comptes-rendus et Mémoires de l'Académie des sciences. Paris 1837. p 464.

(4) Histoire naturelle des végétaux parasites. Paris, 1853, p. 345.

Leptothrix, indiquée par Lœuwenhœk (1) et vue par Donné le premier, est tombée dans un oubli complet, pour n'être redécouverte, ici-même, que vingt ans après, après avoir été trouvée de nouveau par Buehlmann (2), dans la bouche.

Henle (3) confirma, en les amplifiant, les données histologiques de l'investigateur français sur la Trichomonade vaginale et y ajouta un parasite végétal, un filaire du genre des conferves, qu'il avait vu parfois dans le mucus vaginal de jeunes filles syphilitiques ; cependant, ayant observé ces mêmes parasites dans le mucus buccal et dans certains crachats correspondant à des états gastriques, il n'ose leur attribuer aucun rapport avec la syphilis et abandonne ainsi une étude entreprise avec un esprit prévenu. Bientôt après, Berg, Gruby et autres la reprirent, et furent plus heureux dans leur persévérance.

Une seule fois Rokitanshy (4) a vu dans l'intérieur un sac acéphalocystique, mais sans le décrire davantage.

Non moins significative est la découverte que fit, quelques années après, un chirurgien nommé Bergmann (5), dans le vagin d'une femme, d'où il eut à

---

(1) Arcana naturæ detecta. Delphis Batavorum .1695, p. 42-46.

(2) J. Muller's brehir für Anatomie und Physiologie. 1840, Berlin, p. 442-445.

(3) Pathologischi untersuchungen. Berlin, 1840, p. 68. (Recherches pathologiques.....)

(4) Handbuch de pathol. Anatomie, B. de III. Wien, 1842, p. 578. (Manuel d'Anat. pathol, T. III, Vienne...)

(5) Zeitschrifs vom Vereinfür Hekiun de in Preussen. Berlin, 1844, p. 175. (Journal de la Société thérapeut. en Prusse.)

extraire neuf larves de mouches bleues *(Musca vomitoria)* qui, d'après lui, se seraient emmordues par la paroi postérieure du vagin et auraient ainsi provoqué des démangeaisons très-vives dans les organes de la génération.

Dans les derniers temps, Weber (1), de Frankzius (2) et Manhiewicz (3) ont trouvé, dans les fosses nasales de personnes saines ou atteintes d'ozène des larves de mouches dont la présence ne fait que confirmer une seconde observation de Bergmann semblable à la première, ainsi que d'autres recueillies par F. Tiedemann (4) parmi des cas plus anciens ; nous aurons occasion, plus tard, de citer les communications de deux investigateurs dont l'un a démontré la présence , dans le vagin, de mouches bleues, et l'autre, de moucherons. Aussi l'observation de Bergmann, quoique dans toute la littérature je n'aie trouvé de données semblables que chez Küchenmeister, ne saurait-elle être l'objet du moindre doute, et cela d'autant moins que, par un été très-chaud et les exhalations très-fortes de la personne en question, l'invasion des mouches avait été singulièrement favo-

---

(1) Rec. de Mem. de méd. mil. 1867, Févr , p. 158-170 ; Auszug in Canstatt's Jahresbericht, 1866, Herausgeg, v. Virchow und Kirsch. 1868, Berlin I, p. 3 2. (Extrait dans le compte-rendu annuel de Constatt...)

(2) Virchow's Bericht f. p. Anat. XXII, p. 98.

(3) Ebenda. (Boisant.) XLIV, p. 375.

(4) Von Lebenden Würmern und Insckten in den Geruchsorganen des Menschen Mannheim, 1844. (Des vers et des insectes vivant dans les organes olfactifs de l'homme.)

risée ; toutefois la description des animalcules laisse à désirer et à admettre, avec quelque raison, une confusion possible avec des larves de mouches.

D'après Berg (1), à qui la juste critique du muguet de la cavité buccale a le plus d'obligations, les observations antérieures de la présence de ce parasite dans les organes sexuels de la femme n'offriraient guère de garanties , quoiqu'il ne paraisse pas lui-même avoir entrepris des recherches ; aussi Th.-E. de Siebold (2) néglige-t-il , dans sa nomenclature des parasites humains, ceux attribués aux organes sexuels de la femme complètement, et donne assurément à entendre, par cette omission, la méfiance qui a accueilli les communications publiées de son temps.

Sans connaître aucune des observations antérieures, J. Stuart Wilhinson (3) a vu, dans le mucus utérin d'une vieille femme incommodée de fortes démangeaisons, des organismes végétaux que, malgré leur manque de chlorophylle, il mit au nombre des algues : ils auraient consisté en filaments soit isolés et terminés en pilon, soit s'épanouissant sur une tige commune et se terminant en pinceau. Outre ces fils, il trouva des cellules rondes et ovales, souvent réunies,

---

(1) Uber die Schwæmmchen bey' Kindern, deutsch v. G. d. Busch. Bremen, 1848, p. 9. (Sur les fongosités infantiles, trad. en allemand par G. v. d. Busch...)

(2) Wagner's handwœrterbuch der Physiologie. B de II. Braunschweig, 1844, p. 641, II. (Dictionnaire de poche de la Physiologie, de R. Wagner, T. II. Brunswich...)

(3) The Lancet. London, 1849. II, p. 448. (La Lancette. Londres...)

en dimensions inégales, deux par deux et pourvues,
à l'intérieur, — surtout sous l'influence du vinaigre,
— d'un noyau ; au moyen d'injections, il parvint à
isoler ce parasite auquel il donna le nom de Lorum
uteri, et à faire disparaître les incommodités causées
par sa présence. Or, si l'on compare cette description
de Wilkinson, grossièrement esquissée ici, et ses fi-
gures avec les parasites végétaux qui réellement
existent, on ne saurait douter qu'il ait eu sous les
yeux la combinaison de deux fucus qui, comme je le
montrerai plus tard, n'est pas rare et que, vu l'isola-
tion imparfaite de ses sujets, la véritable forme lui en
ait échappé.

Tylor Smith (1), qui, quelques années après, a pu-
blié un assez grand *Traité des flueurs blanches*, ne fait
des parasites de Wilkinson pas plus de mention que
de ceux décrits par d'autres auteurs.

Sous le nom, assez douteux pour lui-même de
Leptomitus uteri, Robin a décrit et figuré des Algues
que Lebert (2) avait trouvées dans le mucus pris sur
le col utérin d'une femme : or, ces algues, probablement, ne sont pas des algues ni ne sont, à l'encontre
de la supposition de Lebert, arrivées au vagin par
quelque injection , mais paraissent répondre essen-

---

(1) The chir. Transactions, 1855. XVII, p. 377, deutsch in
der Monatschrift f. Geburtskunde, etc., 18 3 II, p. 21, u. f.
(Travaux médico-chirurgicaux...., traduit en allemand dans le
journal d'Obstétrique...)

(2) Histoire naturelle des végétaux parasites. Paris, 1853,
p. 366.

tiellement aux fucus organisés (articulés) qui généralement se rencontrent dans ce conduit ; de son
côté, Robin lui-même, dans son indication (1) sur
l'extension de l'oïdium albicans, a supprimé complètement le siége que leur assigne Link : rarissime
ad anum, pudenda et mammas lactantium.....

Trousseau (2), d'après une courte communication
de Droste, aurait vu onze fois, sur quatre-vingts
jeunes filles d'un pensionnat, le muguet en compagnie d'une tuméfaction inflammatoire des grandes
lèvres ; ainsi que j'aurai lieu de l'expliquer plus
tard, l'idée d'une confusion avec une vulvite causée
par la masturbation est d'autant plus permise, qu'on
ne mentionne, dans ce fait, aucune constatation
microscopique de la présence de fungus, élément qui
pourtant, vu la rareté de leur apparition à cet âge,
est tout à fait indispensable.

Selon Stich (3), ce serait un fait acquis que la présence éventuelle du cysticerque dans la matrice ;
quant au vagin, les preuves ne seraient pas suffisantes ; la confirmation des deux données est à venir.

Enfin, Kœlliker et Scanzoni (4), par des recherches
étendues, ont prouvé que, sous tous les rapports, les
trichomonades répondent aux infusoires, et dissipent
ainsi définitivement les doutes élevés, contre les indi-

---

(1) I c., p. 489.

(2) Gœschen's deutsche Klinik. Berlin, 1854, p. 79.

(3) Annalen des Charité-Kreanken hauses zu Berlin, 1854,
p. 151 *(bis)* 238.

(4) Scanzoni's Beytræge zur Geburtskunde. II. 1854, Wurz-
burg, p. 128, u. f. (Documents pour l'Obstétrique...)

cations de Donné, par divers observateurs, dont j'ai presque épuisé la liste ; les mêmes auteurs ont également retrouvé les vibrions et la leptothrix buccale dans le mucus du vagin et enfin « encore plusieurs fois, à la faveur d'une hypercrinie du col, de rares, minces et courts fungus fermentiels avec des articles de forme arrondie et des vibrions isolés ; » quant aux deux formes de fungus décrites par Wilkinson et Lébert, ils n'ont pu en fournir des preuves.

Ancieux (1) a vu une femme qui, vu la suppression de ses règles, s'était crue enceinte et, le temps venu, s'était figuré éprouver effectivement des mouvements fœtaux ; mais, après plus d'un an, elle accoucha d'ascarides, dont elle prétend avoir extrait quelques-uns, avec les doigts, des organes sexuels, où, d'après l'auteur, ils auraient pénétré par une fistule.

E. Martin (2) a décrit, sous le nom d'aphtophytes, des fungus trouvés par lui dans les sécrétions d'une femme enceinte qui s'était plainte de démangeaisons intenses et de chaleur des organes sexuels, sensations qui auraient eu pour cause les insultes mécaniques d'un garçon-meunier ; des injections continues, avec les parsaites ont écarté le mal. Une femme couchée à côté de celle-ci accoucha avant terme et offrit, sur la langue, les mêmes formes de fungus qui,

---

(1) Bulletin général de Thérapie. 1856, p. 246. Yiader abgedruckt von Davaine : Traité des entozoaires et des maladies vermineuses de l'homme et des animaux domestiques. Paris, 1860, p. 761.

(2) Virchow's Bericht für pathol. Anat. und klinische Medizin, B d. II, 1856, p. 160.

selon la déclaration réitérée de l'auteur (1), concorde-
raient avec le muguet des nouveau-nés. Küchenmeister (2) également, qui lui-même a suivi deux cas
de Grenser et Richter, professe, à l'égard de ceux-ci
et du précédent, une identité parfaite avec l'oïdium
albicans, tout en indiquant concornitance du Leptomitus uteri.

L'une des deux femmes observées par Küchenmeister était enceinte et lui suggéra ainsi la supposition que les médecins et les sages-femmes qui auraient
été en contact récent avec des enfants atteints de fungus pourraient bien colporter les sporules inhérents
à leurs habits, etc., sur des muqueuses vaginales
particulièrement prédisposées. — Selon le même auteur, la mouche à viande commune *(musca carnaria)*
déposerait assez souvent ses œufs et ses larves dans
le vagin de petites filles ou de personnes plus âgées
lorsqu'elles couchent à découvert ou sont atteintes
d'écoulements odorants ; malheureusement, les preuves de ces données ou des renvois aux observateurs
qui les fournissent, font défaut.

Alfred Vogel (3) a trouvé, sur les lèvres, sur le
menton et même sur les parties génitales de la

---

(1) Monatsschrift für Geburstkunde XIII, p. 10.

(2) Die in und an dem Korper des lebenden Menschen vor-
kommenden Parasiten. Leipzig 1855, II, p. 22, I p. 461. Wo-
ckenblatt d. Zeitschrift der K. h. Gesellsclaft Weinertergte,
1865, p. 613, u. f.

(3) Henle und Pfeuffer's Zeitschrift für rationnelle Medizin.
1867. TII, p. 317, u. (Journal de médecine rationnelle, par
Henle et Pfeuffer....)

femme, lorsque celles-ci sont excoriées et qu'en général le sujet est atteint du muguet, des fungus que
Gubler (1) aussi, convaincu par ses vastes recherches
sur le fungus du muguet, est persuadé de ne pas se
trouver seulement dans la cavité buccale, mais éven-
tuellement sur toutes les muqueuses dont la réaction
est acide ; néanmoins, il n'a trouvé, sur les couches
du col utérin qu'il a examinées, rien autre que de
l'épithélium.

Vix (2), qui a soumis à des expériences étendues
les vers intestinaux des aliénées, a trouvé, dans le
mucus du vagin comme dans celui de la matrice, des
œufs d'oxyures avec des embryons plus ou moins
développés, et en est arrivé à la conviction que les
larves de mouches et probablement aussi tous les
autres vers intestinaux rencontrent, dans les organes
sexuels de la femme, toutes les conditions nécessaires
à leur développement.

Davaine (3) ne donne, sur les larves des mouches
et sur les trichomonades, qu'un résumé des investigateurs précédents, mais, fort qu'il est de ses recherches littéraires, il déclare aussi, à l'égard des observations anciennes et surtout françaises, d'échinococques extraits des organes sexuels féminins : « nous
ne connaissons point d'exemple de kyste hydatide

---

(1) Mémoires de l'Académie de médecine. 18?8, p. 413-462.

(2) Allgemein Zeitschrift für Psychiatrie. Berlin , 1860 ,
p. 1-32 , p. 141-199 , p. 294. (Journal universel de Psychiatrie...)

(3) Traité des entozoaires et des maladies vermineuses de
l'homme et des animaux domestiques. Paris, 1860, p. 7 6.

ouvert spontanément dans la cavité du péritoine ou du vagin ni dans celle de l'utérus. » L'ensemble de la casuistique des parasites animaux est, relativement aux deux derniers siècles, remplie de détails et contient aussi beaucoup d'observations, dont la reproduction n'ajouterait rien à ce que nous savons des connaissances de ces temps; aussi n'en ai-je rien fait.

Une description plus circonstanciée des parasites végétaux nous vient de L. Mayer (1) qui, dans un court espace de temps, en a observé six, parmi lesquels trois fois, chez des femmes enceintes, des filaments d'un fungus large, dont la présence, selon lui, constituerait un épiphénomène accidentel de certains états de la muqueuse, mais qui, une fois développés, seraient capables d'augmenter les manifestations morbides et d'en déterminer eux-mêmes de nouveaux. Quant à la position de ces fungus, qui chez cinq de ses malades occasionnaient des sensations extrêmement désagréables et même l'insomnie, n'en ayant jamais trouvé que des filaments isolés et des sporules, il n'ose se décider. Dans la leptothrix des organes sexuels, il distingue de longs faisceaux de filaments déliés, transparents, se terminant, soit isolément, soit par enchevêtrement, et d'autres filaments plus rigides, infléchis et articulés qui parfois se ramifient et souvent se rencontrent par paquets épais. Lors de la discussion provoquée par cet exposé dans la So-

____

(1) Monatsschrift für Geburtskunde und Frauenkrankheiten XX. 1862, p. 2, u. f. (Journal mensuel d'Obstétrique et de Gyacéopathologie....)

ciété obstétricale de Berlin, E. Martin fit observer qu'il avait également et souvent vu la leptothrix, qu'il aurait isolée au moyen d'injections.

Hennig (1) mentionne, outre les trichomonades, des fungus filaires qu'on pourrait voir dans le prolapsus et le muguet du vagin, mais il ne les décrit pas plus que les algues et sarcines qu'une fois il aurait observées également.

Les rapprochements de Klob (2) n'offrent rien de remarquable.

Friedreich (3), dans douze cas, propres à lui, de diabète sucré, a régulièrement trouvé, et principalement aux parties extérieures des organes sexuels où d'ordinaire une certaine quantité de l'urine évacuée est stagnante—des formations de fungus ; les myceres décrites par lui, mais dont il n'indique pas les embranchements, — eu égard cependant à leur articulation, concordent avec celles d'E. Martin et de L. Mayer, mais contiennent en outre des sporanges de couleur brune et de forme capsulaire. Selon Friedreich, les nodosités de certains de leurs articles rappelleraient l'aspergillus glaucus : toutefois ces nodosités sont tout à fait exceptionnelles, et le fucus consisterait plutôt en filaments rectilignes, allongés qui,

---

(1) Die Katarrhe der inneren weiblichen sexua organe. Leipzig, 1862, pp. 65, 77, 120, 122. 1870, 2 auflage. (Le catarrhe des organes sexuels internes de la femme...)

(2) Die pathologische Anatomie der weibl. Sexuel. Organe. Wipzig, 1864, pp. 195 et 433.

(3) Virchow's Archir f. Pathol. Anatomie. XXX, p. 476.

d'après de Bary (1), développent sur un terrain très-humide des cloisons transversales et des rameaux latéraux et se terminent soit simplement en cul-de-sac, soit en cônides (2) très-caractéristiques avec des stérigmes dont Friedreich ne parle pas, quoique dans l'oreille externe, comme dans le poumon, Mayer (3), Pacini (4), Virchow (5), Wreden (6), Hassenstein (7) et Friedreich (8) lui-même, en aient régulièrement démontré la présence. De même les sporanges renfermant plus de 20 sporules réfutent la détermination comparative de Friedreich, les poches de l'aspergillus glaucus renfermant, il est vrai, jusqu'à 8 spores, mais seulement en dehors de sa forme ordinaire de propagation.

En outre, Friedreich n'ayant jamais pu démontrer chez des sujets sains — ni hommes ni femmes — la présence de ces zoophytes, « crut avoir trouvé en

---

(1) Mohl et Schlechtendahl's Botanische Zeitung. Berlin, 1854, p. 245, u. f.

(2) Cônide (le), diminutif de cône (du grec Κωνίδιον) : corpuscules disséminés ou agglomérés se développant sur certaines espèces de lichens, de fucus ou de varechs. Lorsqu'il y a murination ou formation et grappes, M. Richard appelle cette agglomération : *Sordium*. Note du trad.

(3) J. Müller's berichte für Anatomie et Pathologie, 1844, p. 404, Taf. X.

(4) Bey Küchenmeister B d. II, p. 141, u. f.

(5) Sein Archiv für Pathol. Anatomie. 1857, IX, p. 564, u. f.

(6) Petersburger medicinische zeitschrift. 1867, XIII, p. 133.

(7) Hallier und zürn, Zeitschrift für Parasitenkunde. B d I. Heft. 2. Jena, 1869, p. 111, u. f.

(8) Virchow's Archiv für pathol. Anatomie. X, 1856, p. 510.

« eux un élément de diagnostic microscopique de la
« maladie en question, lequel pourrait bien acquérir
« une signification décisive, si les épreuves chimiques
« pouvaient permettre des doutes sur l'existence du
« diabètes millitus. » Nous allons voir tout à l'heure
que des analyses plus étendues du mucus des organes
sexuels de la femme n'ont pas tardé à détruire aussi
cette espérance.

Hallier (1), dans la sécrétion vaginale d'une femme
de la clinique de Gerhard, à Iéna, et atteinte également
ment de diabète, à côté du ferment leptothrichal, a
vu en quantité énorme le fungus soorique du muguet, qu'il a décrit en détail. Frauhenhauser également
ment, et après lui, a trouvé très-souvent la leptothrix
dans le vagin.

Des explorations systématiques et étendues de la
sécrétion des muqueuses, depuis Kolliker et Scanzoni, ont été reprises par Wirchel (2) d'abord, qui,
sur 150 personnes encéintes, a vu six fois, c. à d.
4 0/0, les larges filaments du thallus, sans toutefois
leur attribuer, ni alors, ni dans un ouvrage plus récent (3), une valeur clinique essentielle. Quant aux
filaments articulés décrits par E. Martin, L. Mayer
et autres, il ne les a jamais vus, argument dont,

---

(1) Botanische Zcitzung. 1865, n⁰ˢ 32-33, die Pflanzlichen-
Parasiten. Leipzig, 1865, p. 86. Gahrungserscheinungen. Leipzig, 1867, p. 82.

(2) Berliner klinische Wochenschrift. 1866. (Journal de clinique hebdomadaire....)

(3) Pie Pathologie und Therapie des Wochenbettes. 1869,
Berlin, 2 Aufl, p. 208. (Pathol. et Thérap. de la grossesse.)

joint au manque de sporanges, il s'autorise pour contredire l'assertion d'E. Martin, d'une identité des fungus à filaments larges avec les fungus sooriques. Deux fois, pendant les couches, Wrinchel a vu disparaître ces zoophytes ; deux fois, par contre, des tentatives de transmission du lapin n'eurent qu'un résultat négatif.

La forme rameuse de leptothrix , citée par L. Mayer, a été également observée de temps en temps par l'auteur.

Braxton Hicks (1) présenta à la Société obstétricale de Londres des vésicules échinococcales qu'il avait vues sortir du vagin d'une femme, s'abstenant toutefois d'une description plus précise du cas et d'un jugement sur l'origine de ces vésicules. Leuckart (2), dans les passages de son livre où il en est question, donne une critique soignée des nouvelles observations sur les parasites trouvés dans les organes sexuels féminins et réfute particulièrement quelques-unes des assertions posées par plusieurs autres , comme celle de Vix, qui admet la possibilité du développement des oxyures dans les organes sexuels ; puis de Benedetti, qui veut avoir vu les mêmes parasites exister, chez une femme enceinte, entre le placenta et la paroi utérine, — les réfute, dis-je, par ses propres observations, d'après lesquelles les œufs

---

(1) Obstetrical Transactions. London, VIII, 1867, p. 109. (1863-1868, Leipzig, u. Heidelberg.)

(2) Die menschlichen Parasiten und die von ihnen herrührenden Krankheiten. B d. I, B d. II, u. 2 Heft:

du ver oxyurique se développeraient probablement, dans l'homme vivant peu de temps après, mais, vu leur nutrition spécifique, ne sauraient subsister dans ces organes. De même, il est possible que les ascarides qui, selon Ancieux, auraient demeuré dans la cavité utérine d'une femme, pourraient être, au point de vue de Leuckart, immigrés de l'anus, à la marge duquel on les voit souvent ramper, dans le vagin.

Le rapport de Richter (1) sur les monographies récentes ne contient qu'une courte notice sur les parasites des organes sexuels féminins, tandis que voici Salisbury (2) venir avec huit parasites différents qu'il veut y avoir découverts. Malheureusement toute connaissance de la littérature européenne fait défaut à cet observateur, sans quoi l'on ne pourrait s'expliquer comment il a essayé d'introduire dans la science, sous le nom de trichomonas irregularis Salisbury, et comme une découverte nouvelle, la forme depuis longtemps connue de la trichomonade vaginale commune, caractérisée par la bifurcation du fouet qu'elle porte à son extrémité antérieure. Le troisième parasite animal, décrit par l'auteur sous le nom de ciliaris bicaudalis Salisbury, se distingue de la trichomonade ordinaire en ce que tout le corps en est comme couronné de cils déliés, et constitue, en effet, une variété décrite, jusqu'ici, par le seul Hennig et que je

---

(1) Schmidt's Jahrbücher für die gesaimmte Medizin. 1867, B d. CXXXV, p. 81, u. f. 1868, CXL, p. 101, u. f.

(2) The american Journal medical sciences, ed. by J. Hays, 1868, LV, Aprilp, 371, u. f. (p. 40, u. f.)

connais également depuis longtemps, mais qui mérite à peine un nom particulier ; les bactéries et vibrions, au contraire, qu'il compte encore au nombre
des animaux, ne sont, au chapitre des parasites des
organes sexuels féminins, l'objet d'aucune mention.

Se rendre un compte exact des cinq parasites végétaux des organes sexuels de la femme, décrits par
lui, est chose d'autant plus difficile qu'il n'en donne
souvent pas la mensuration et qu'aussi souvent les
dessins en sont conçus dans un esprit tout à fait
vague. D'ailleurs, la première des formes qu'il décrit, *penicillium pruriosum Sal.* n'a jamais été observée chez nous, et c'est pourquoi, j'adresserai rien qu'à
cette dénomination cette seule remarque que, comme
l'enseigne tout manuel mycologique, tels que par
exemple ceux de Debenhorst (1), de Bonarden (2) et
autres, les diverses espèces de penicillium se désignent
d'après la conformation de leurs huppes, conides, etc.,
et non d'après leur effet sur leur champ de présence ;
enfin, Salisbury, dans le choix des noms qu'il donne
aux différentes formes, n'est pas resté fidèle à son
propre principe. Le 2e parasite, Torulus agregatus
Sal. *(fig. 5)* rappelle les sporanges, mais sans que je
puisse l'assimiler à aucun des nombreux autres parasites que j'ai fait observer moi-même ; le 3e, Torulus

---

(1) Deutsche Kryptogamen-Flora-oder Hanobuchzur Bestim-
mung der kryptog. Genàrchse. B. d. I. Leipz., 1844.

(2) Abhandlungen ans dein Gebicte der Mykologie. Halle,
1864, p. 88, u. f. ferne. Handb. der allgem. Mykol. Stuttg.,
1851.

catarrhalis Sal., se composant de filaments unis dans toute leur longueur ou articulés, est celui qui a le plus de ressemblance avec celui décrit par E. Martin, L. Mayer, etc., et que j'ai vu également ; très-probablement, au contraire, les articles filaires, représentés (fig. 16 et 17), du 4e parasite Botrytis infestans, ne sont autre chose que les articles incurvés de l'oïdium lactis Fr. que l'on voit apparaître en petit nombre, après quelques jours de son existence, entre les spores normaux, larges et de forme virgale.

Les filaments de la cinquième et dernière forme, zymotosis utero – catarrhalis Sal., sont ceux qui correspondent le mieux à la leptothrix buccale.

Quant aux spores ajoutés par Salisbury à ces cinq différentes espèces et qui, en partie, ne diffèrent entre eux d'aucune façon, cet auteur n'en a prouvé nulle part la métamorphose évolutionnelle et organique en filaments, et l'on doit plutôt admettre que, de primesaut, il a considéré toutes les formes parasitiques trouvées dans un même cas, comme les degrés d'une suite continue de développements, et qu'il en a fait des espèces propres sous des noms différents, ainsi que j'essaierai de le prouver dans la division suivante. Un pareil procédé est doublement inadmissible à l'égard des organes sexuels de la femme, parce que, bien plus fréquemment que n'importe quelle autre partie du corps, ceux-ci offrent un domicile favorable aux parasites étrangers qui ont pu s'y introduire, et qui ne sauraient y poursuivre leur développement, mais qui peu à peu dépérissent ou sont expulsés avec le mucus. Je reviendrai sur plusieurs autres points de ce travail à l'occasion des passages correspondants de mes propres recherches.

Là s'épuise le matériel littéraire, quoiqu'il ne paraisse pas jouir d'une appréciation générale, car une compilation des parasites humains, par F. de Ranse (1), ne cite, à vrai dire, que les trichomonades ; Guéneau de Mussy (2) indique innocemment le prurit de la vulve dans le diabète sans paraître éventer la cause montrée par Friedreich ; Guinguand (3) également ignore le muguet des organes génitaux, et plus stériles encore, plus pauvres même sont les données fournies par les écrits obstérico-gynécologiques les plus récents de Byford (4), Courty (5), Wright (6), Scanzoni (7), Thomas (8), Lange (9), Naegele-Grenser (10), Gr. Hervitt (11) et El-

---

(1) Gazette médicale de Paris. 1867, p. 625, u. f 1868, nos 42, 44, 48.

(2) Gazette des Hôpitaux. 1868, nos 115, 118, 120.

(3) Archives de physiologie normale et pathologique, 1868 I, n° 2, p. 290, u. (Prat. des malad. et accid des femmes.)

(4) The practice of medecin and surgery applied tothe disceser aud accident towomen. Philad., 1865. (Méd. et chi.)

(5) Traité pratique des maladies de l'utérus et de ses annexes.

(6) Uterine desorders, thur constitutional influence and, treatment. Lond., 1867, p. 188, u. f.

(7) Lehrbuch der Geburtshilfe. (Traité d'obstétrique.) Niem., 1867, 3 B d. (3 vol.)

(8) Practical treatise an the discates of women Philad, 1868. (Traité prat. des mal. des femmes...)

(9) Lehrbuch der Geburtshilfe. Erlangen. 1868.

(10) Lehrbuch der Geburtshilfe. Mainz, 1869, 7 Auff.

(11) Diagnose, Pathologie und Therapie der Frauen-Krankheiten, deutsche, H. Berygel. Erlangen, 1869.

leaume (1) ; le seul manuel de Veit (2) consacre aux parasites végétaux quelqueslignes.Remarquablement rare, dans les nombreux cas de prurit de la vulve qui chaque année trouve leur place dans la littérature et dont un certain nombre provient, assurément, de la présence de parasites, — remarquablement rare est, dis-je, une indication sur la nature des sécrétions, et l'on comprend, dès lors, que de Bary (3) accuse le manque d'entente apparent des pathologistes à l'égard du muguet des organes génitaux féminins.

A propos des parasites d'animaux femelles, je n'ai trouvé, dans le matériel littéraire que j'ai pu me procurer, que la donnée de Gurlt (4) qui, dans l'oviducte du paon, a trouvé le Distoma cuneatum, et dans celui de la poule, le Distoma ovatum. Hertwig (5),

---

(1) Traité élémentaire des maladies des femmes, Paris 1869.

(2) Krenkheiten der weibl. Geschlechts-Organe. Erlangen, 2 Aufl., 1867. (Malad. des org. sex. de la femme.)

(3) Morphologie und Physiologie der Pilze , Flechten u. Myxomyceten. Leipzig, 1866, p. 225.

(4) Gurlt u. Hertwig's Magazin für Thierheilkunde. XV. 1849, p. 72, u. f, ; obein anderes von demselben Verfasser erwahntes Praparat (Dasselbe Magazin , 1867. Berlin, XXXIII, p. 28.) hierher gehort, gehtans den Worten : Katzen-Uterus mit einer grossen Hydatide und Blutgeschwulst nichthervor. [Magazin de l'art vétér., de G. v. H... Il ne ressort pas de ces mots : « Utérus d'un chat avec une grande hydatide et une tumeur sanguine » qu'une préparation citée par le même auteur doive trouver sa place ici.]

(5) Dasselbe Magazin für Thierheilkunde, XXXIV. 1868, p. 481. (Même Magasin ..)

du vagin de vaches au pâturage et assaillies par des
essaims de mouches colombacques *(Simulia maculata
Meigen)*, a extrait, deux jours après encore, bon
nombre de ces bêtes.

De Frantzius (1) ensuite cite ce fait que, très-souvent après avoir mis bas et que le flux lochial a con-
tracté une mauvaise odeur, les organes sexuels extérieurs des vaches et juments de Costa-Rica sont
recherchés par les mouches. Enfin, citons encore
l'opinion qu'a puisée Mosler (2) dans ses recherches
sur les œuf malades des poules et d'après laquelle,
peut-être, l'infection en aurait pu avoir lieu déjà
dans l'oviducte, par la présence et la pénétration, à
travers la coque calcaire du fungus.

---

(1) Virchow's Archiv für pathol. Anatomie. 1868, XLIII,
p. 98).

(2) Virchow's Archiv für pathol. Anatomie. Bd. XXXIX,
p. 510.

II. — PARASITES ÉGARÉS

Quoiqu'il ne soit pas difficile d'extraire le mucus
d'un organe aussi accessible que les organes sexuels,
j'ai pensé devoir commencer par dire qu'avant tout
examen intérieur d'une malade, j'écarte autant que
possible, et à l'aide de deux doigts de la main gauche,
les grandes et les petites lèvres et que, au moyen
d'un verre de montre, tenu de la main droite, je
puise en râclant sur leur surface interne, ainsi que
sur l'orifice vaginal, le mucus qui peut s'y trouver ;
lorsque l'hymen est intact, c'est par l'introduction
réitérée d'un cure-oreille ordinaire dans le vagin que
je cherche à recueillir une quantité de mucus suffisante pour une analyse exacte. Ce dernier détail
n'est pas sans importance, vu que, pour ne citer
qu'un exemple, non-seulement les couches de parasites végétaux chez la femme ne sont jamais aussi
puissantes que celles des zoophytes innombrables
qui germent au grand air, mais qu'ordinairement
elles n'atteignent même pas au degré d'extension des
parasites de la bouche, de l'oreille ou de la peau ;
bien plus, ce n'est parfois qu'à la troisième ou sur
l'une des préparations suivantes qu'on parvient à
découvrir des mycèles isolés.

L'emploi d'un verre de montre émoussé sur les bords a, sur le cure-oreille, cet avantage qu'on peut acquérir aussi, et peu à peu, de l'examen *microscopique* du contenu muqueux une grande pratique et qu'on finit par ne plus voir seulement les éléments intestinaux les plus déliés, mais par distinguer les uns d'avec les autres les différents zoophytes, et même des écailles épidermiques, des caillots muqueux, etc. Enfin l'on arrive à déterminer bien plus exactement la couleur, la consistance du mucus et, par conséquent, la nature même de la maladie dont la muqueuse est affectée.

Malgré ces précautions, par lesquelles, en outre, on évite à l'égard des germes parasitiques adhérents au doigt, une interprétation erronée, *aucun* procédé ne saurait prévenir les erreurs inhérentes à la position même de l'organe examiné et si fréquentes, si variées, qu'il ne sera pas superflu d'en parler.

Sous le nom de parasites fortuits (accidentels) nous comprenons tous ceux qui plus ou moins souvent se retrouvent dans les organes sexuels femelles de l'homme ou de quelques animaux domestiques (lapine, truie d'Inde, ratte, chienne, chatte) et qui, dans ces organes, ne sont point susceptibles d'un développement ultérieur. Ils peuvent provenir.

1. Du dehors, c'est-à-dire :

   a) de l'air (ambiant.)
   b) d'un traitement ou d'un attouchement local.

2. Des organes urinaires de la femme et des animaux.

3. Du canal intestinal, c'est-à-dire :
   a. par transmigration,
   b. par malpropreté et
   c. par des fistules entre le rectum et le vagin.

1. — **Du Dehors,** c'est-à-dire

a) DE L'AIR (AMBIANT).

Outre les parasites, dont les germes en suspension dans l'atmosphère pénètrent dans les organes sexuels et, dans des conditions déterminées, régulièrement périodiques y parviennent à un degré supérieur de développement , — on trouve parfois dans le mucus, parmi des parcelles de poussière, des cellules végétales, etc., des sporules isolés, de couleur brune, ou des sporanges de même couleur, en forme d'éventail, sans aucun rapport avec un carpelle ou un lacis quelconque et qu'il faut considérer comme les organes propagateurs d'un parasite entraînés là avec l'air, s'étant développés ailleurs et n'ayant pas trouvé, dans ce nouveau milieu, un terrain favorable à leur germination.

C'est ainsi qu'à des intervales très-rapprochés, j'ai trouvé chez 4 ou 5 femmes des spores composés (fig. 1) qui ressemblent à peu près à ceux du sporidesmium fuscum ; (1) sans cependant que je veuille

---

(1) Bonordea : Handbuch der allgemeinen Mykologie Stutt. 1851, p. 48, fig. 43. (Manuel d'une Mykologie générale...)

les y compter avec une certitude absolue, ne les ayant vus en rapport ni avec un sporophore, ni avec un lacis filaire; et d'ailleurs, une confusion avec les organes reproducteurs correspondant de nombreuses autres espèces est possible.

Bien plus significative est la présence de spores (fig. 2), qui, ainsi que déjà L. Mayer l'a fait remarquer, se trouvent disséminés par rares individus dans presque tout mucus et qui, d'après mes propres observations, apparaissent souvent, chez les femmes enceintes, en plus grande quantité; leur constitution morphologique et chimique coïncide en partie avec celle qui caractérise les conides dont je parlerai plus tard, arrachés, par strangulation, des fucus filaires qui les portaient.

La deuxième forme de spores, qu'on trouve particulièrement dans les catarrhes légers du col utérin après une secrétion légèrement acide ou même neutre, est un peu plus petite, ovale, rappelant la lame d'une lancette et portant souvent, à l'une ou à l'autre de ses extrémités, des spores étranglés; la culture sur le sujet porteur ne m'a pas réussi, — aussi n'oserai-je pas déterminer cette forme.

b) D'UN TRAITEMENT OU D'UN ATTOUCHEMENT LOCAL.

Aux parasites importés par l'air dans les organes sexuels s'ajoute la longue liste de ceux qui s'y introduisent par les lotions d'eau fluviale ou par les irrigations dont l'usage se répand de plus en plus,

— parasites consistant surtout en cellules d'algues, que j'ai trouvées, à plusieurs reprises, dans le mucus du vagin. Par contre, pas plus que par Hallier (1) ou par n'importe quel autre observateur récent, je n'ai vu réellement germer dans les organes sexuels de la femme ni algues ni autres plantes sédimenteuses, ni filaires ou vibrions ; aussi dirai-je, d'après les lois du développement de ces parasites et le résultat négatif de mes recherches, à considérer leur dévelop‑ pement sans cet appareil comme aussi impossible qu'il est sur la peau ou sur les autres muqueuses.

Par les rapports sexuels il peut s'introduire ensuite, ainsi que je l'ai trouvé une fois dans ces derniers temps, des acarus de la gale dans l'orifice vaginal et dans le vagin lui-même ; toujours est-il que, dans ce cas particulier, je n'ai pu trouver, sur le corps de la femme, ni acarus ni traces, sur la peau de leur pré-sence, et qu'elle-même n'éprouvait aucune incom-modité de ce genre. En effet, les acarus de la gale se reproduisant souvent très-énergiquement, chez l'homme, précisément sur la verge, ainsi que le mentionne Küchenmeister (2) et autres, et que j'ai vu très-fréquemment chez les soldats, il est rigou‑ reusement admissible qu'un de ces animalcules soit resté fixé dans le mucus, fait qui peut-être, un jour ou l'autre, pourra devenir forain.

Les animalcules que j'ai vus étaient tous morts.

---

(1) Botanische Zeitung 1866, XXIV, n° 37, p. 286. (Journal de Botanique...)

(2) I. c. I, p. 401.

De même que ceux-ci, d'autres parasites végètant entre le prépuce et le gland peuvent également, durant le coït, être introduits dans les organes sexuels de la femme; je n'ai cependant, sur ce fait, aucune observation concluante à ma disposition.

c) DU COUCHAGE

Peu rare est la source de transmission des fucus qu'offre, chez les animaux, leur litière de paille (céréale) dont les épis ou les brins recèlent presque toujours des champignons de brûlure où de rouille qui restent adhérents aux organes extérieurs de la génération, conservés humides par l'urine et qui ainsi, comme je l'ai vu plusieurs fois, peuvent également parvenir dans l'entrée du vagin. Particulièrement chez les lapins, j'ai trouvé quatre fois des fragments de filaires dans l'orifice vaginal, alors que le vagin lui-même et les cornes de ces animaux, tués aussitôt après, ne contenaient rien de parasitique; chez des chiennes au contraire, des chattes, des truies d'Inde et des rattes je n'ai point vu s'introduire ainsi des parasites dans les organes sexuels mais n'exclurais point pour cela, une pareille transmission. D'ailleurs les animaux cités ont l'habitude de se lécher la vulve et l'orifice du vagin, dont ils peuvent, à volonté, retrousser la muqueuse, — alors surtout que ces parties viennent d'être touchées par un cure-oreille, un thermomètre, etc., et c'est ainsi que l'infection de la vulve par des parasites peut s'opérer au moyen de la langue également.

2. — **Des organes urinaires**.

A chaque miction les petites lèvres s'humectent, et
l'on réussit assez souvent à retrouver, sur l'orifice
du vagin déjà, les éléments morphotiques anormaux
de l'urine : aussi, pour peu qu'il existe un doute sur
l'origine de n'importe quel parasite (local), le cathétérisme devient indispensable. — Dans l'urine, c'est
le plus souvent des échinococques, des hydatides, des
œufs de dystomes et d'oxyures, exceptionnellement
le strongle géant et le pentastome articulé qu'on a
démontrés et, en fait de parasites végétaux, la
sarcine.

Ainsi que je l'ai déjà fait remarquer dans mon
précis historique, le cas de Brayton Hicks, aussi bien
que les cas plus anciens et que tout à l'heure j'ai
complètement passés sous silence, de Fahner, (1)
Hislop (2) et autres, se prêtent à différentes manières
de voir sur l'origine des vésicules échinococcales,
une description exacte de ces parasites manquant;
une communication détaillée, cependant, serait
d'autant plus nécessaire que, de l'avis unanime des
anatomo-pathologistes et des helminthologistes ces
vésicules n'apparaissent, en général, que très-

(1) Beytrage zur gerichëtichen und praktischen Arzneliunde
1799, I. p. 98.

(2) Monthly Journal April 1850, un Auszuge bey Klob
p. 295..,. (En résumé chez Klob...)

rarement et en nombre restreint dans le petit
bassin et que, lors même qu'ils ont pu déterminer la
dystocie, comme l'ont pu observer Parc, Charcot,
Blot, (1) Birnbaum (2) et autres, jamais il ne s'en
est suivi une irruption spontanée dans les organes
sexuels. Lors donc que Gr. Hewitt (3) qui, à l'autopsie d'une jeune fille, avait vu plusieurs kystes
d'hydatides dans les cavités abdominales et coty-
lienne, admet la possibilité ultérieure d'une pénétration dans le vagin ou dans l'utérus, si cette personne
avait vécu plus longtemps, je partage d'autant moins
ce pronostic menaçant, que la matrice, — indépendamment de son excessive épaisseur à l'état de
vacuité, — peut échapper à toute pression extérieure,
tant qu'elle n'est pas maintenue, par des liens très-
resserrés, en solidarité avec un autre organe fixé
solidement. Lors même qu'elles existent, des sou-
dures très-étendues entre le fond de la matrice,

---

(3) Bey Davaine I c. p. 517, in-f°.

(2) Monatschrift für seburtskunde und Frauenkrankheiten, XXIV, 1864, p. 428 ; 'journal mensuel d'obstétrique et des
maladies des femmes) ; bien des cas, déposés dans la littérature
d'*Hydatides du petit bassin* appartiennent peut-être aux
ovaires ou au péritoine et, assurément, ne sont d'aucune
valeur pour la statistique des tumeurs échinococchales. De ce
nombre serait, par exemple, un cas de Meyer (Puchelt com-
mentatio de tumoribus in pelvi partem impedientibus Heidel-
bergac, 1840, p. 213.)

(1) Diagnose, Pathologie und Therapie der Frauenkrankheiten,
1860. Erlangen, p. 58. (diagnostic, pathol. et thérapeut. des
maladies des femmes…)

l'oviducte et le rectum peuvent, comme je l'ai vu à
l'autopsie d'une femme enceinte, — en cédant à une
puissance de traction d'ailleurs toute progressive ,
s'étirer jusqu'à la longueur d'un demi pied. Bien
plus admissible serait l'idée d'une diminution dans
la pression de la paroi postérieure et bien plus mince
du vagin, et, par là, d'une irruption des échinococques de l'espace de Douglas dans ce conduit; celui-
là d'ailleurs, chez les lapins, par ex., est la plupart
du temps rempli de ces vers vésiculaires, sans cependant en être traversé, malgré la faiblesse de ses
parois ; mais tant qu'une preuve positive de cette
origine ne sera pas fournie, nous devons croire plutôt
à une expulsion de ces parasites par les organes
urinaires, pour laquelle militent des cas recueillis
par Rayer, (1) Davaine, (2) Vogel (3) et autres.

Il est évident que, dès à présent, il ne sera plus
permis de confondre des vésicules d'échinococques
avec des kystes des ovaires , des oviductes , des
ligaments larges de l'utérus, du vagin, des myômes
ou myxômes du placenta situés dans la paroi utérine,
comme souvent autrefois où l'on ne connaissait pas
encore, et surtout, la pénétration de la paroi utérine
par les franges malades du chorion, décrite d'abord

---

(1) Traités des maladies des reins. Paris 1839-1841. Tome III,
p. 545 et au-dessus.

(2) I. c. p. 524, n- f.

(3) Kranheiten derharnbereitenden Organe. Erleangen, 1865,
p. 641. (Maladies de l'appareil urinaire...)

par Volkmann (1) et peu après, par Jarotzki-Waldeyer, (2) Lord (3) et Krüger (4).

La découverte d'Ascarides dans les organes sexuels ne laisserait tout au plus qu'un doute, à savoir s'ils ne sont pas venus de l'anus au vagin par une fistule ou s'ils ont été évacués avec l'urine ; une *perforation* des organes sexuels par ces animalcules. n'a été décrite nulle part encore.

Il ne sera pas rare de trouver l'occasion, chez les Egyptiennes, de voir dans la secrétion vaginale, des œufs de dystomum, depuis qu'à plusieurs reprises ils ont été démontrés dans l'urine par Bilharz, Griesinger (5) et autres.

La sarcine également, trouvée tout récemment par Bennet, Beale, Welcker, (6) Muesck, (7) Batermann, (8) Palisbury (9) et autres dans l'urine, pourrait bien se représenter aussi dans le vagin où. sauf Hennig, elle n'a été vue encore par d'autres ni par moi.

----

(1) Virchow's Archiv für path. Anatomie. B d. 41, p. 58.

(2) Ebendas. Bd. 44, p. 88-94.

(3) Edinburgh medical Journal, 1868, p. 653.

(4) Verhandlungen der Gesellschaft für Geburtshilfe in Berlin, 1869. (Discuss, de la Soc. Obtétric. de B...)

(5) Archir für Heilhunde, 1854, p. 528 u. f. (Arch. thérapeut..,)

(6) Virchow's Archirfor pathol. Anatomie. XXI, p. 753.

(7) Ebendas, 1861, p. 570.

(8) The Lancet, 1877. I, n° 6, p. 172.

(9) The american Journal of medical sciences, 1868. April 371-380.

Plus aisément encore que chez la femme, c'est chez les animaux que l'origine d'un parasite peut induire en erreur, le canal urinaire, chez beaucoup d'entre eux, débouchant dans le vagin même, chez les lapines à peu près au milieu, chez les chiennes et les chattes, 1, 5 — 2ᵉ au-dessus de l'orifice vaginal, de sorte qu'avec la sécrétion vaginale de ces animaux se trouvent toujours mélangés les éléments morphologiques de l'urine. Chez la truie d'Inde et la ratte, au contraire, l'issue de l'urètre, séparée du vagin, a lieu au dehors, de sorte que toute erreur provenant des organes urinaires est évitée.

3. — **Du canal intestinal.**

La plupart des parasites de l'homme habitant ses organes digestifs ou une partie de ces organes, arrivent peu à peu, mêlés au contenu intestinal, au dehors et assez souvent, vu le petit espace qui sépare le rectum et le vagin, dans celui-ci.

La manière dont ils y pénètrent varie ; ainsi les parasites peuvent :

(a) Transmigrer spontanément de l'anus dans le vagin ;

(b) Y être entraînés mécaniquement et par malpropreté, par la voie des selles ;

(c) Pénétrer par la voie des fistules, de l'un de ces organes dans l'organe voisin.

(a) En fait d'émigration spontanée, on ne connait que celle de l'oxyure, décrite par des auteurs si dignes de foi qu'on ne saurait en douter, quoique le nombre des cas où ces observateurs ont réellement vu ces vers dans le vagin, soit considérablement inférieur au chiffre moyen de la plupart des manuels. Henoch (1) néanmoins , fait observer avec raison qu'on ne peut établir aucun rapport causal entre les oxyures découverts dans les selles et ceux qui peuvent se présenter , aussi et en même temps, dans les catarrhes du vagin, — avant qu'on ne soit parvenu à les découvrir dans ces organes mêmes. La même considération peut infirmer également la valeur démonstrative de bien des observations récentes , comme celle de L. Mayer (2) par exemple.

N'ayant jamais, malgré toute l'attention que j'y ai portée, vu moi–même ces animalcules dans les organes sexuels féminins, je ne saurais décider si leur transmigration a toujours existé spontanément, ou s'ils n'ont pas été égarés parfois mécaniquement, par des personnes incommodées de démangeaisons anales, dans les organes sexuels.

Quant à la durée de ces migrations, si Leuckart (3), après lui Klebs (4) et autres n'en mentionnent que des nocturnes , je dois faire mentionner, à mon

---

(1) Beytrage zur Kinderheilkunds de Neuc Auflage. Berlin 1868, p. 323. (Elément de Pédothérapie. Nouv. édition.)

(2) Verhandlungen der Gesellschaft für Geburtshilfe in Berlin. Jubilaum's. Heft, 1869 , pp. 83-86. (Travaux da la Société obstétricale de..... Fascicule du Jubilée, 1869...)

(3) I. c. Bd. II, p. 345.

(4) Handbuch (Manuel) der Pathol. Anatonie. Berlin, 1869. 2. Lieferung (2e livr.), p. 311.

tour, de plusieurs oxyures qu'en plein midi j'ai vu s'agiter très-vivement sur le périnée d'une personne dont, par suite de vices contre nature, le sphincter anal était excessivement relâché. Outre le parasite cité plus haut, on a trouvé des ascarides dans le vagin de personnes exemptes de fistules urinaires et de fistules recto-vaginales ; aussi, dans pareils cas, assurément très-rares, on devra admettre, avec Leuckart, une transmigration des animalcules du rectum dans le vagin. En effet, la perforation, par eux, du tube vaginal, ainsi que je l'ai déjà fait observer, n'est décrite nulle part dans toute la littérature que j'ai pu me procurer, à moins qu'on ne veuille s'en rapporter aux données sans valeur de Cléopâtre et de Priscien.

(b) Bien plus grand et varié que le nombre des parasites émigrant de leur gré, est, chez l'homme comme chez les animaux, celui de parasites exprimés, après les selles, en même temps que d'autres éléments stercoraux, vers les organes sexuels ; ainsi, même chez l'homme, j'ai trouvé des œufs de Tænia solium, d'Ascaride lumbricoïde, de Leptothrix buccale et des masses libres de spores, chez le lapin enfin, des Cryptococcus guttulatus.

Le premier cas où j'ai vu les œufs du Tænia est relatif à une jeune personne de vingt ans, atteinte, environ six mois auparavant, de typhus abdomidal suivi de dipthérie du vagin et d'oblitération consécutive, très-considérable, de ce tube, de sorte que la découverte de ces œufs ne fit soupçonner tout d'abord une communication anormale entre le vagin et le rectum. Un examen répété cependant, ne me fit consta-

ter la présence d'aucune fistule, et la sécrétion vaginale était de couleur un peu sale , gris-rougeâtre,
mais non de consistance stercorale et déliée comme
je l'avais trouvée dans d'autres cas de fistules ; enfin,
les gaz et les fèces ne sortaient que du seul rectum,
dans lequel furent observées, environ deux semaines
après, des proglottides isolées. Or, comme d'après
les essais d'alimentation tentés par Küchenmeister,
Leuckart et Davaine, il est impossible que des trichines ingérées, peut-être, par cette personne après
mon observation et dans la viande, eussent développé
en si peu de temps des anneaux reproductibles , le
fait ne s'expliquerait guère plus que par l'expulsion,
à cette époque déjà, d'articles tæniaux par les selles,
par la lésion , en s'asseyant, des capsules ovaires du
parasite, et enfin ainsi, par l'introduction mécanique
des œufs extravasés dans son propre vagin.

Le second cas, observé , comme le précédent, par
moi dans la clinique où il a été démontré aux auditeurs, se rapportait à une vieille femme qui, en réponse à une question ultérieure, déclara perdre depuis
assez longtemps des articles isolés de Tænia, de sorte
que l'origine des œufs ne pouvait plus être l'objet
d'un doute ; mais ces deux cas sont encore intéres-
sants en ce sens que, selon Leuckart (1), les œufs tæniaux ne paraîtraient au dehors, la plupart du temps,
qu'enveloppés du corps maternel.

J'ai trouvé aussi , dans la sécrétion vaginale de
deux femmes, des ascarides lumbricoïdes, fait que, ce-

---

(1) I. c I, p. 47, p. 111, p. 265.

pendant, je n'ai pas eu l'occasion d'observer de plus près ; jamais, par contre, je n'ai rencontré d'oxyures vermiculaires, quoique chez les quelques jeunes personnes que j'ai examinées, je n'aie rien négligé pour en trouver ; aussi ne saurais-je exprimer aucun jugement sur l'indication de Vix, qui les aurait montrés non-seulement dans le vagin, mais jusque dans la sécrétion utérine, tout en tenant pour plus difficile l'extraction d'un mucus utérin pur que ne semblent le croire l'observateur cité et ceux que j'aurai à citer plus tard.

D'autres parasites animaux de l'intestin ou de leurs œufs, que ceux dont je viens de faire mention, n'ont pas été observés jusqu'ici, dans le mucus des organes sexuels féminins ; peut-être, néanmoins, pourrait-on trouver dans les fèces, après leur expulsion, des vésicules d'échinocoques qui fussent parvenus, par les voies choliques, jusque dans l'intestin des Trichines intestinales, etc.

En fait de parasites végétaux, il m'est arrivé assez souvent de trouver, à côté d'épithéliums intestinaux, de fibres musculaires non digérés, etc., des paquets isolés de spores et de Leptothrix, qui tous deux se distinguaient des éléments proprement dits du mucus vaginal, par un aspect remarquablement pâle et leur mélange avec le contenu intestinal. L'observation, par Salisbury, d'un botrytis infestans *(fig.* 16 et 17) qui probablement n'est qu'un oïdium lactis Fr., chez une femme qui venait de prendre du lait caillé, ne trouverait-elle pas son explication dans cet antécédent même ? La même contamination du secretum vaginal qui après défécation chez la femme a lieu

par influence mécanique, est favorisée chez les animaux par leur station naturelle par suite de laquelle,
et surtout chez les grands animaux lorsqu'ils sont
affectés de catarrhes intestinaux, presque régulièrement des parcelles du contenu expulsé pénètrent (et
c'est forcé) dans les organes génitaux. Chez une des
espèces animales que j'ai observées, fréquemment
j'ai pu montrer un parasite végétal, dont pour cela je
veux parler un peu plus longtemps au long.

Si l'on examine chez des lapins femelles, dont l'u-
rine, ainsi que je l'ai indiqué plus haut, s'écoule à peu
près au milieu de la paroi antérieure, de l'orifice extérieur du canal urinaire dans le vagin, dont la longueur moyenne est de 10 — 12^m, si l'on examine,
dis-je, lorsqu'il s'est écoulé, une goutte de ce liquide
alcalin ou qu'au moyen d'un cure-oreille on en puise
une (dans le sujet), l'on trouve, outre des Triphos-
phates, du carbonate de chaux, des corpuscules muqueux, des épithéliums isolés, — dans des cas nombreux *(fig. 3)* des cellules isolées, à quatre arêtes un
peu arrondies, d'un aspect grisâtre, à contours tantôt
simples, tantôt doubles, et renfermant dans leur intérieur soit un protoplasme homogène, finement gra-
nulé, soit parmi elles, quelques noyaux plus gros,
isolés, libres ou contenus dans des vacuoles. La longueur de ces cellules oscille entre 0,0066 — 0,0165^m;
leur largeur, à peu près, entre 0,0022 — 0,0044^m ;
le nombre des vacuoles qui les divisent et des noyaux
plus gros qui s'y trouvent varie sensiblement et va,
le plus souvent, de 1 à 3. Rarement deux cellules
sont accollées ensemble: la plupart du temps, au contraire, on les trouve isolées et parfois si clairsemées,

que dans une préparation microscopique à peine en
peut-on voir une ou deux.

Afin de fixer mon jugement sur le mode de propagation de ces organismes, indubitablement végétaux,
je soumis les organes génitaux extraits de cinquante
animaux que j'avais tués, après en avoir sous-lié les
vessies et les rectums, à un examen aussi rigoureux
qu'immédiat : c'est dans la vulve que je trouvai le
plus de ces cellules ; beaucoup moins dans le vagin,
et une seule fois quelques-unes seulement, isolées
dans une utérine, et jamais dans la vessie. L'apparition extraordinairement multipliée de ces cellules
m'avait frappé chez plusieurs animaux examinés l'un
après l'autre à de courts intervalles et atteints de
catarrhe intestinal, ce qui me fit examiner surtout le
contenu intestinal adhérent à l'anus , où je trouvai
en quantité excessivement grande les mêmes cellules ; plus tard , j'en trouvai davantage encore dans
l'enduit muqueux de l'estomac (1). En poursuivant
ce sujet , je vis que , depuis longtemps, Remak (2)
avait trouvé ces mêmes cellules comme contenu régulier dans l'estomac et l'intestin des lapins et d'autres animaux, qu'il rapprochait des cellules du ferment, tandis que Robin (3) les avait désignées comme

---

(1) Outre les cellules que je viens de décrire, j'ai trouvé encore des cellules cloisonnées dont personne, jusqu'ici , n'a
fait mention.

(2) Diagnostische und pathogene tische Untersuchungen. Berlin, 1845, pp. 221-227, fig. 7, *a — e*. (Rech.)

(3) c., p. 327, Taf. III, fig. 5 ; Jaf. VI, fig. 2.

étant des Cryptococcus guttulatus, nom sous lequel Küchenmeister les désigne également (1). Moi-même je ne les ai pas suivies plus loin, mais tiens à mentionner que, au point de vue de leur forme et de leur constitution chimique, ils concordent parfaitement avec les spores de l'oïdium du lait. Selon Frerichs (2), ces cellules se présenteraient parfois dans le gros intestin de l'homme et pourraient ainsi, bien qu'exceptionnellement, être découverts dans les organes sexuels d'une femme. Il est vrai que souvent elles sont, dans l'estomac et dans l'intestin, accollées deux par deux ou plusieurs ; mais pour quelqu'un qui a vu les deux l'une à côté de l'autre, leur identité avec celles que j'ai trouvées dans les organes génitaux ne saurait être douteuse un instant ; aussi en suis-je arrivé à cette conviction que ces dernières n'y viennent pas de l'atmosphère, mais de l'anus. D'ailleurs le trajet de l'anus aux parties sexuelles est singulièrement favorisé par la brièveté du périnée chez la lapine et la circonstance que l'anus et la vulve se recouvrent réciproquemment ; je n'ai remarqué jamais, dans cette dernière, un développement plus avancé des Cryptococcus guttulatus (3).

---

(1) l. c., pp. 9-12. Taf. 1, fig. 3.

(2) Bey Küchenmeister, p. 12.

(3) Si Robin prétend que Kolliker a pris le Cryptococcus guttulatus pour les œufs d'un entozoaire, c'est une erreur reposant sur un *lapsus linguæ*. Remak ayant dessiné, en effet, des œufs qu'il a attribués au nombre d'une espèce de Psorospermes, alors que Kollicker les attribuait au Botrycephalus latus.

Quant à des œufs de vers intestinaux qui se présentent si souvent dans l'intestin du lapin ou à des parasites même qui adhèrent souvent aux crottins au moment de leur sortie, j'en ai trouvé, dans les organes génitaux, aussi peu que la sarcine, que Virchow (1) a montrée, à plusieurs reprises, dans leur estomac.

(c) Parasites pénétrant, par des fistules, de l'intestin dans le vagin.

Lorsque le contenu intestinal pénètre par une ouverture (anormale) dans le vagin, la sécrétion de ce dernier, que la fistule soit congénitale ou acquise, qu'elle mesure un ou plusieurs millimètres de diamètre, se perd si intimément dans les matières fécales, qu'à présent chacun, sans doute, fera venir des anneaux de Tænia ou autres semblables qu'il y pourra trouver, du canal intestinal.

Après avoir, par les lignes précédentes, ajouté un surcroit aux parasites qui, volontairement ou accidentellement, auront pénétré d'un organe voisin dans ceux de la génération, il nous reste à examiner si, chez ce nouvel hôte, ils trouveront à s'entretenir et à se développer, ou s'ils y périront, et dans quelles conditions ? Vix (2), ainsi que nous l'avons mentionné déjà, s'est décidé, à la suite de ses recherches sur les oxyures, pour la premières de ces alternatives et a établi, en effet, la possibilité de ce que ces autres vers intestinaux puissent continuer de vivre dans les

----

(1) Virchow's Archiv für **pathol.** Anatomie. **Bd.** I., 1847, pp. 264-271.

(2) L. c., p. 294, thèse 12.

organes génitaux femelles ; Leuckart (1) cependant
a fait contrevaloir ce fait que la coloration jeaunâtre
du bol alimentaire qu'on trouve chez les oxyures de
l'homme, ne laisse élever aucun doute sur son origine, qui est le canal intestinal. Si les ascarides peuvent séjourner et subsister quelque temps dans les
organes sexuels, aucune observation précise ne nous
fixe là-dessus ; moi-même n'ai pas eu l'occasion de
transporter ni l'un ni l'autre.

De ce que les oxyures, par contre puissent conserver
dans les organes génitaux leur viabilité pendant un
certain temps, nous en avons la preuve dans l'irritation intense indiquée par tous les observateurs et,
récemment encore, par P.-M. Guersant (2) et qui,
provoquée par les mouvements de ces parasites, se
manifeste par la rougeur, l'intumescence de la muqueuse en même temps qu'une démangeaison si forte
qu'elle peut amener la masturbation.

A la question suivante, à savoir si les œufs de parasites peuvent subsister et se développer, je répon-
drai Non, m'étant convaincu, par des observations
innombrables que des gouttes d'huile qui à chaque
examen restent sur les parties génitales, que des
spores fucaux et des filaires introduits à dessein, que
des filaments spermatiques, enfin, ne se retrouvent
plus, deux, trois et tout au plus quatre jours après
leur transport (sur cette région) dans la masse même,

---

(1) L. c. II, pp. 301, 329, 345.
(2) Notizen über chirurgische Padiatrik ; deutsch von Rhen.
Erlangen, 1869, p. 126, u f., ferner, p. 138, u. f.

très-ménagée , de la sécrétion vaginale ; on peut
donc, sans hésiter, exclure un séjour prolongé d'œufs
parasites qui d'ailleurs n'arrivent jamais au-delà de
l'entrée du vagin, ce qui rend impossible leur développement complet, celui-ci (à l'exception des œufs
d'oxyures) demandant un temps bien plus long (1).

---

(1) Déjà Rodrigue de Castro : De universâ mulierum medi-
cinâ novo et antehac à nemine tentato ordine opus absolutissi-
mum. Hamburg, 1662. Pars. II, lib. II, chap. xxxiii, p. 336,
d'après qui..... Ascarides ii, ut plurimum sunt et in pudendo
aut uteri collo, recto intestino non absimili *frequenter versan-
tur*, aut etiam ex intestino in vulvam irrepunt, — remarque un
peu plus haut : « In utero etiam interdum generatur (vermis),
licet id raro, ob ipsius patentes magnosque meatus, *qui non per-
mittunt humores, etsi crassos ac crudos ibidem tamdiù immo-
rari*, quamdiù ad vermium generationem opus erat.

III. — PARASITES ANIMAUX

Trichomonas Vaginalis *(Fig, 4)*.

Donné et après lui Henle, Kolliker et Scanzoni, Hennig et Leuckart ont donné de la trichomonade vaginale une description détaillée d'après laquelle cet animalcule, appartenant aux protozoaires et à la division des infusoires, posséderait un tégument gris—bleuâtre, contractile et une forme ovale ou piroïde, présenterait à son extrémité antérieure un fouet bifurqué ou double, et à son extrémité postérieure serait, ou arrondi ou muni d'un processus rigide, de longueur variable (en moyenne de 0,0055^m). Près de l'extrémité antérieure, à côté d'un sillon se prolongeant sur l'un des côtés et répondant apparemment à l'orifice buccal, se trouvent plusieurs cils courts et animés d'un mouvement très-rapide, vibratoire, dont la fréquence, pendant un temps déterminé, ne peut, à cause de cela, se mesurer sur l'animal vivant et intact.

Chez la plupart d'entre eux on reconnaît, dans l'intérieur de leur substance homogène et contractile, des granulations tantôt fixes, tantôt plus grossières, mais non pas, comme déjà l'a fait observer Leuckart, une vésicule contractile ; à la surface extérieure on ne peut voir, même par un grossissement considérable, aucune strie transversale. La longueur de ces animalcules oscille, d'après Leuckart, entre 0,008 — 0,016 — 0,018^m, et change par suite de la réduction de son long diamètre, par l'addition de l'eau qui lui fait prendre une forme plus ronde; ils montrent à leur intérieur des vacuoles et enfin un ralentissement des mouvements locaux et vibratiles dont j'ai parlé et qui finissent par s'éteindre complètement.

A côté de ces trichomonades, qui tantôt se trouvent en agglomérations compactes parmi les éléments constitutifs de la sécrétion, tantôt serpentent avec une rapidité apparemment modérée à travers les autres parties du mucus et affectent alors une forme semblable à une cornue, j'ai trouvé assez souvent, dans ce liquide, des animalcules ronds, beaucoup plus petits, et qui, exceptionnellement, se présentent comme deux êtres de grandeur différente et adhèrent l'un à l'autre par l'un de leurs côtés, mais finissant visiblement, à leurs deux extrémités, par se fondre en un seul qui, comme beaucoup d'autres, n'est pourvu que d'un prolongement unique *(fig. 4)*. Parfois aussi l'enveloppe des trichomonades montre, sur l'un de ses côtés, une fossette cotyloïde comparable à celle qu'on observe sur les épithéliums pavimenteux de la muqueuse vésicale. Enfin l'on voit encore, en nombre tantôt plus grand,

tantôt plus petit, mais incomparablement plus fré-
quent que ne l'indique Hennig, parmi les autres
formes mentionnées jusqu'ici, des animalcules, dont
l'enveloppe entière porte des prolongements déliés,
courts, dirigés en arrière et qui, par leur manque
complet de motilité, se distinguent essentiellement
des cils qui se trouvent près du sillon buccal, ainsi
que des cils vibratiles qui recouvrent le tégument
d'autres infusoires, On reconnaît ces filaments immo-
biles, se distinguant des pseudopodes parmi les rhi-
zopodes par leur persistance, et longs, en moyenne,
de 0,0033^m, aussi bien dans le mucus pur que par
l'addition de réactifs tels qu'une solution iodée, etc.;
c'est eux qui ont déterminé Salisbury à établir une
espèce particulière, *Ciliaris bicaudalis Sab*, quoique
leurs porteurs, sauf leur villosité générale, ne présentent aucune différence appréciable d'avec les
formes précédentes avec lesquelles ils se rencontrent
et qu'enfin, comme je l'ai fait remarquer plus haut
déjà, ils n'aient pas été vus par Salisbury le premier.

Sauf cette forme, mentionnée plus haut, *bifurquée
presque entièrement*, je n'ai rien pu observer de nouveau sur le mode de propagation de la trichomonade
qui, comme celle des autres infusoires, a lieu également par voie allogénétique et antogénétique. Les
mouvements de ces animalcules, que déjà Kollicker
et Kœnig ainsi que Hennig ont intimement examinés,
persistent non-seulement à la température du vagin,
mais à une température inférieure (20° c.) et même
quatre heures durant, pour peu que la masse muqueuse qui les contient soit à l'abri de l'évaporation ;
ils deviennent, par contre, bientôt plus lents et lan-

guissants au contact, comme je l'ai déjà dit, de l'eau ou de solutions de sulfate de cuivre, d'acide tannique, de nitrate acide de mercure, de sublimé corrosif, de sesquichlorure de fer, etc. Dans de nombreux cas où dans la sécrétion fraîche du vagin j'ai trouvé des trichomonades inertes, les personnes qui en portaient me confirmèrent dans la présomption d'une injection récente.

Aussi défavorable que cette opération locale est l'influence de la parturition sous laquelle ces animalcules, comme les précédents, se perdent et, comme je le rappellerai plus tard, les parasites proprement dits sont expulsés également des organes génitaux et, la plupart du temps, en totalité ; mais au sixième, septième jour après l'accouchement, ils peuvent revenir dans la sécrétion lochiale aussi bien que dans le vagin de personnes qui, avant la suppression de leur affection muqueuse, avaient suspendu le traitement local. Werthener (1), d'ailleurs, et avant nous, avait trouvé, au neuvième jour de la délivrance, des trichomonades isolées.

Selon Kollicker et Scanzoni, les trichomonades peuvent se présenter partout où, sans compter les plaques épithéliales, le mucus vaginal se trouve mélangé de corpuscules muqueux. On ne s'étonnera donc pas si je dis avoir observé ces infusoires sur environ deux cents femmes enceintes examinées successivement 75 fois, c'est-à-dire 37 %, et sur

---

(1) Virchow's Archiv für pathol. Anat. Bd. 21, p. 315 u. f.

environ cent femmes non enceintes (1) 40 °/₀. A l'encontre de cette énorme extension du parasite chez le commun de la population, il est digne de remarque qu'on ne le trouve presque jamais dans la sécrétion visqueuse, d'un blanc bleuâtre, minime, modérément acide, presque normale chez la femme saine et qui, outre les plaques épithéliales ne contient que peu de corpuscules musqueux.

La réaction différentielle de la sécrétion vaginale n'a, sur l'existence des trichomonades, presque aucune influence appréciable ; de même je les ai trouvées aux plus hauts degrés de décomposition avec sécrétion fortement acide et coïncidant avec le développement d'aiguilles graisseuses, comme dans des hémorrhagies et des endométrites avec alcalinité du contenu vaginal, mais le plus souvent avec une augmentation modérée de la sécrétion du col utérin et du vagin. Le nombre en varie sous l'influence d'états divers; en nombre extraordinaire les voit-on dans des catarrhes virulents des organes génitaux à sécrétion d'un jaune sale, fortement acide, abondant, muco-purulant, dont la dixième partie au moins, dirait-on, consiste parfois en animalcules accollés les uns aux autres et se mouvant avec autant

----

(1) Hennig (l. c. p. 65) n'ayant jamais vu la trichomonade vaginale avant la puberté et après l'âge de 39 ans, je ferai remarquer encore que ce n'est pas l'âge mais bien l'état de la muqueuse génitale qui en détermine l'apparition; j'ai eu, à plusieurs reprises, l'occasion de les voir, chez des filles atteintes de catarrhes, à la cinquième, sixième, et après la cinquantième année de leur âge.

de vivacité que les corpuscules sanguins et muqueux
leurs voisins *(fig. 46)*.

Si l'on ne peut déterminer exactement et établir
les conditions de leur existence, c'est qu'isoler les
trichomonades du mucus vaginal où elles sont con-
tenues, est chose impossible et, par suite, leur transport injustifiable en même temps qu'insignifiant; on
peut en dire autant de la trichomonade décrite par
Dujardin (1) qui se trouve dans l'intestin d'une de nos
limaces (limax agrestis) et qui, selon Kollicker et
Scanzoni, sauf quelques légères différences de grandeur, répond à la trichomonade vaginale.

Bien que, d'après ce qui précède, ce ne soit qu'au
moyen d'injections d'eau dans le vagin qu'on puisse
en éloigner les trichomonades qui l'habitent, leur
expulsion continue est liée à celle de l'affection de la
muqueuse elle-même, dont le traitement ne change
en rien par la présence des infusoires; la disparition
progressive de ces derniers, au contraire, donne une
mesure très-exacte pour les progrès de la guérison
et pour l'observation actuelle de nos dispositions
curatives.

---

(1) Obs. Kollicker et Scanzoni. l. c. p. 133.

IV. — PARASITES VÉGÉTAUX

1. — **Vibrions, Bactéries** *(Fig. 5).*

Il y a quelque temps (2), à la suite des recherches
de Mayrhofer (3) sur l'origine de la fièvre puerpérale
et en m'attachant à sa terminologie, j'ai appelé l'attention sur l'apparition fréquente de vibrions mobiles dans la sécrétion de femmes non enceintes,
dans le but d'infirmer l'assertion de cet auteur, d'a-
près laquelle ces parasites ne se présenteraient que
dans les affections septiques de la femme enceinte et
seraient, par conséquent, à considérer comme leur
cause efficace. Ce que j'ai dit alors, des recherches
suivies m'en ont confirmé la justesse et de plus
m'ont donné ce résultat que, dans certaines modifications de la muqueuse, il est vrai, des formes déter-

------

(2) Centralblatt für die med. Wissenschaften, 1868, n° 27
(Feuille centrale pr les Sc. médic.)

minées de ces parasites prédominent, mais qu'il n'est guère possible d'établir un rapport certain entre leur présence et l'affection de la muqueuse.

La difficulté qu'il y a, en général, à maintenir triées les diverses formes de bactéries, augmente encore de ce que la plupart des observateurs ne considèrent celles qui sont douées de mouvement comme celles qui ne le sont pas, que comme les états différents d'un même parasite, tandis que Hallier (1) attribue à tous les vibrions des mouvement de reptation (ophidienne), de contorsion sur leur champ ou sur eux-mêmes, — mouvements qui, chez le bacterium termo, manquent asolument. Davaine (2), de son côté, distingue trois formes qui *toutes* seraient douées de motilité ; toutefois cette division paraît se rapporter le moins aux parasites qui se trouvent précisément dans les organes sexuels féminins et pour la description qui va suivre et qui se réduira rigoureusement à la reproduction de faits positifs, c'est, en faveur de sa simplicité, la division de Hallier que j'adopte, bien qu'elle n'ait pas épuisé toutes les formes et que, à un point de vue purement pratique, peut-être même elle soit inférieure à la division ancienne d'Ehremberg.

----

(1) Monatsschrifl für Geburtsbunde 1865, XXV, p. 112, u. f. (Recueil mensuel des connais. obstétric.)

(2) Sahrungserscheinungen, p. 54. (Phénomènes de fermentation.)

(3) Comptes rendus 1864. LIX, Octob. p. 629-633.

a) BACTERIUM TERMO.

Les formes comprises sous le terme commun de bacterium termo consistent en filaments incolores, chromatisés colorant par l'iode en jaune, longs de 0,0033 — 0,0165, tandis que leur largeur, qui varie dans des limites très-restreintes, se maintient constamment au-dessous de $0,0011^m$. Déjà chez des enfants âgés de quelques heures on trouve, parmi les plaques épidermiques et les épithéliums pavimenteux des organes génitaux sains des bactéries isolés, courts et qui les accompagnent jusqu'à la puberté. Avec la sécrétion et l'apparition des corpuscules muqueux augmente aussi la masse de bactéries, que la sécrétion soit acide, neutre ou alcaline ; cependant, aussitôt que celle-ci a perdu sa couleur blanc-bleuâtre et sa consistance colloïde, elle prend un aspect muqueux, blanc ou grisâtre ; les corpuscules muqueux présentent à leur intérieur des granulations nombreuses ou s'accompagnent de trichomonades, puis aux bactéries viennent s'associer les vibrions, dont je vais parler tout à l'heure.

Durant la grossesse, dont la sécrétion est homogène, ressemblant à de la colle d'amidon, ou muqueuse, acide et un peu augmentée, consiste en une certaine masse liquide tenant en suspension des plaques d'épithélium pavimenteux et un nombre modéré de corpuscules muqueux, — les bactéries présentent cette particularité qu'à n'importe quel

point (de leurs dimensions) aux plus grands filaments se trouve accollé, dans un angle quelconque,
un filament plus petit, ce qui, en dehors de la grossesse, se voit beaucoup plus rarement.

On voit cet filaments fins longs de 0,011^m le plus
souvent dans les catarrhes du col utérin à sécrétion
muqueuse faiblement acide, blanc-grisâtre, mêlés à
des épithéliums pavimenteux ou cylindriques, des
corpuscules muqueux et à un détritus granuleux,
dans des froissements, par exemple, ou dans des
cancroïdes de l'utérus ; mais l'état opposé également,
caractérisé par une sécrétion d'un gris sale ou d'un
jaune grisâtre, abondante, claire, fortement acide et
contenant peu d'épithéliums mais une quantité
énorme de vibrions, des détritus, quelques trichomonades et des aiguilles graisseuses, montre en
même temps des bactéries d'une certaine longueur.

La plupart des bactéries sont entraînés hors des
organes génitaux par les injections et par l'écoulement des eaux de l'amnios mais reviennent, quelques heures après la naissance, quoiqu'en quantité
d'abord très-minime.

b) VIBRIONS.

Les vibrions sont des filaments dont la longueur
est, en moyenne, de 0,0022 — 0,0066^m ; la largeur,
au contraire, imperceptiblement moindre que celle
des bactéries. Les filaments plus longs des organes

sexuels féminins montrent un mouvement légèrement serpentin, les plus courts, une progression spiriforme. Il se présentent :

1° Chez les jeunes filles peu après la naissance, mais alors seulement qu'il survient un catarrhe des parties génitales;

2° Chez les femmes adultes non enceintes;

a.) Presque régulièrement chez des personnes affectées d'une inflammation des parties génitales à la suite d'une cause, par laquelle la sécrétion ait été augmentée, muqueuse ou devenue muco-purulente, de couleur gris-blanchâtre jusqu'au jaune-grisâtre, de réaction fortement acide, mais sans altération de sa constitution homogène;

b.) Chez des personnes qui, à cause d'un changement de position de l'utérus ou du vagin, ont porté pendant quelque temps un appareil quelconque: à moins de continuer sans interruption et de répéter chaque jour des injections vaginales, il peut se produire, quelques semaines après déjà, une multiplication notable des bactéries qui, à l'état normal, ont pu s'y trouver en petit nombre; après des semaines ou des mois, la plupart du temps plus tôt, lorsque ces instruments étaient composés de substances végétales, il se montre des vibrions en nombre toujours plus grand, et cela sous les formes et dans les dimensions que Mayrhofer a vues chez des femmes atteintes d'affections puerpérales.

3° Chez les femmes enceintes, lorsque la sécrétion dépasse la mesure ordinaire et rougit davantage le papier de tournesol, à peu près dans le quart de tous les cas, l'on trouve, parmi la grande quantité de bactéries, quelques vibrions isolés; l'acte de l'accouchement les éloigne, ainsi que les trichomonades et les bactéries, mécaniquement, mais ne les éloigne pas radicalement. Dans quelques rares cas, chez des accouchées saines j'ai retrouvé, deux jours après déjà, quelques vibrions clairsemés.

2. — **Leptothrix vaginalis**, (*Fig.* 6-13).

La transition des bactéries aux formes d'une organisation supérieure se trouve dans la leptothrix, qui, après la découverte oubliée de Seusvembach, a été trouvée d'abord par Donné dans les organes sexuels féminins, puis par Bühlmann, le premier, dans la cavité buccale. La découverte de Donné, à son tour, grâce aux discussions sur la valeur de la trichomonade vaginale, tomba dans l'oubli et ne fut réhabilitée que par Kollicker et Scanzoni. Depuis lors, la leptothrix a été observée dans plusieurs organes et examinée de plus près; ainsi celle de la bouche, au point de vue de sa forme et de son origine, par Mallier (1), qui, dans ses filaments, a vu des granules et des articulations et l'a déclaré pour être un produit des spores en pinceaux, du penicillium glaucum Fr.; celle des poumons et de leurs expuitions, par Leyden et Jaffé (2). Celle des poumons se distingue

---

(1) Mohl und Schlechtendahl's Botanische. Zeitung, 1865, V. 23, B., p. 177.(Journal bot, de M. et P.).

(2) Deutsches Archiv. für hlinische. Medicin, 1866, Bd. II, p. 448, u. f.

par des fils semblables à ceux du thallus et 5-6 fois plus longs que larges, présentant en partie une articulation ostensible qui reste incolore, tandis que le contenu du fil est sensiblement coloré en bleu. Les mêmes auteurs ont tenté aussi des essais de transmission à des lapins et arrivèrent ainsi à cette conclusion « que, sous l'influence de certaines causes prédisposantes, les formes de fucus qui se trouvent constamment dans la bouche à l'état parfaitement sain, peuvent occasionnner dans les poumons des maladies sérieuses et déterminer essentiellement la propagation et la malignité des procès morbides. » Le but de leur traitement serait donc la destruction même du parasite ou de lui enlever le terrain favorable à son développement.

Une réaction chimique, semblable de la leptothrix buccale, a été trouvée par Leber et Rottenstein (1) dans la carie dentaire, laquelle, amenée, selon eux, par des acides, serait accélérée par la présence du parasite, qui, depuis, a été démontré par Forster (2) et de Graefe (3) dans les canaux lacrymaux et étudié dans son origine par de Rerstein (4). Outre Kollicker et Scanzoni, L. Mayer, E. Martin, Franken-

---

(1) Uutersuchungen über die Caries der Zohne. Berlin, 1867· (Recherches sur la carie des dents).

(2) Archiv für Ophthalmologie. Bd. XV, p. 318, u. f.

(3) Dasselbe Archiv. Bd. XL, p. 324, u. f.

(4 Chemismus der Planzenzelle. Wien, 1860, p. 24, u. f. (Chimiceté de la cellule végétale). (Malheureusement, je n'ai pu mettre la main sur cet ouvrage que durant l'impression même du mien).

hauser et Winckel ont remarqué de leur côté
le fucus dans les organes génitaux féminins. D'a-
près mes propres et nombreuses observations sur
ces derniers, la leptothrix se présente tantôt en filaments disséminés sur ou parmi des épithéliums pavimenteux et des corpuscules muqueux, tantôt en
flocons ou faisceaux plus grands et déjà visibles à
l'œil nu, qui, parfois, atteignent même à la longueur de
0005^m et font soupçonner d'abord quelque adhérence
de fibres de linge au verre objectif ou couvreur. Les
formes plus multiples ne se recommandent guère à
un examen plus attentif : les fils isolés et surtout
ceux du milieu du faisceau sont tellement ramassés
les uns contre les autres et s'enchevêtrent ou s'en-
roulent les uns autour des autres, au point qu'il en
résulte un feutrage semblable à un myôme très-gros-
sier et qui nécessite inévitablement un dévidage très-
minutieux et très-long. Les filaments, plus isolés,
très-souvent se trouvent sur ou parmi les cellules
épithéliales ou les corpuscules muqueux (*fig.* 8), ce
que Kollicker et Scanzoni nient par erreur, se sépa-
rent cependant, en partie du moins, par l'addition
d'eau ou une pression opérée sur le verre couvreur,
tandis que d'une autre parcelle il ne reste de visi-
ble que les extrémités filamenteuses qui dépassent,
comme de longues piques, les couches épithéliales
où ils se trouvent mêlés ; des fils ramifiés comme L.
Mayer et Winckel veulent en avoir observé, se sont
présentés à moi aussi peu qu'à Hallier, à moins
qu'on ne veuille désigner par là quelques filaments
plus courts (*fig.* 6, *a*), qui parfois se rattachent à un
fil plus grand sous un angle quelconque, mais s'en

laissent écarter sans aucune altération sensible du filament principal. J'ai rencontré, récemment et à plusieurs reprises, pendant que je vouais à ce détail une grande attention, des filaments abondamment ramifiés, dont cependant, durant mes observations mêmes et sans aucune sollicitation que celle causée par les fluctuations du liquide, les rameaux apparents se détachaient pour se raccoller, sous d'autres d'angles, les uns aux autres ou à des filaments plus grands. En outre, il n'est pas rare de voir (*pl.* 1, *fig.* 6 et 7) adhérer, à la surface extérieure d'un de ces filaments, d'autres plus fins, longs à peine de $0,001-0,002^m$ et qui se distinguent parfaitement par un examen plus minutieux, aussi bien de rameaux latéraux que de cristaux (forme qu'ils rappellent le mieux) et, ne représentent rien autre qu'un détritus délié reposant sur de nombreux fils isolés et les relient entre eux comme un mastic.

En faisant passer sous ses yeux un plus grand nombre de fils leptothrichaux par un grossissement d'au moins 400/1-500/1, l'on voit dans le sécrétum pur déjà, mais plus distinctement, plus nettement, par l'addition d'une dissolution d'eau iodeuse modérément concentrée :

(*a*) Des fils dont le protoplasme se colore également, sous l'addition d'iode, en jaunâtre jusqu'au verdâtre et ne présente que par intervalles quelques nucléoles isolés, ronds, fortement réfringeants de la lumière (*fig.* 6); ces fils constituent la très-grande majorité de ceux qu'en général on doit observer.

(*b*) Des fils isolés, avec des vacuoles distinctes, inégalement distantes et restant incolores, tandis que le contenu des premiers prend une coloration jaune allant jusqu'au verdâtre; lorsque les masses du contenu sont plus courtes, il en résulte des images comme la *fig* 9, *a;* plus longues, comme la *fig.* 9*b*.

(*c*) D'autres fils ne montrent, dans les intervalles inégaux de leur longeur, que des nodules arrondis, ne dépassant que de peu la périphérie du fil (*fig.* 10); cette forme est beaucoup plus rare que les précédentes et ne présente presque jamais, dans *un* fil, qu'un à deux nœuds.

(*d*) Enfin, l'on voit, mais très-exceptionnellement, des fils articulés, dont chaque pièce isolée, de son origine à son extrémité, augmente de volume ; sur plusieurs milliers de fils, je n'en ai vu que deux fois un pareil (*fig* 11) passer parmi les autres.

La longueur des fils offre des variations fort extraordinaires et oscillant, à peu près, entre 0,0055-0,0025^m et au-dessous, mais ne se prête pas toujours, et surtout chez les fils plus longs à cause de leurs contorsions, à une mensuration rigoureuse ; on peut admettre toujours, pour longueur moyenne, de 0,033 à 0,006^m.

Incomparablement moindres que les variations dans les mesures de longueur sont celles des mesures de largeur, qui sont, en moyenne, de 0,0075-0,0011^m et en deçà de ces limites, ne varient guère entre elles.

La coupe transversale des fils est, comme on peut le voir distinctement sur des sujets bien conservés, de forme ronde émoussée sur les bords et de même leur extrémité est d'un bel arrondi, mais montre, au contraire, chez des sujets cassés, que, comme Hallier le fait remarquer particulièrement, on trouve très-

souvent, parmi les sujets intacts, une coupure tranchée.

Sous l'influence de l'acide sulfurique concentré, les
fils colorés en jaune par l'iode deviennent bruns jusqu'au brun noir ; d'autres réactifs comme l'acide nitri-
que, la lessive de soude, la solution amoniacale de
carmin, l'acide chlorhydrique, l'acide chromique ne
produisent aucun effet caractéristique.

Parmi ces fils se trouvent semés des spores ovales
(*fig*. 6, *c*), de 0.0022-0,0033^m en longueur et de
0,0045-0,00 22^m en largeur, ne renfermant point de
noyau, isolés un par un ou par groupes de vingt et
au–dessus, mais aussi libres de toute capsule, que
d'autres dont j'aurai à parler plus tard. On les trouve
encore sur les fils de la lepthotrix aussi, mais en étendant la liqueur mère d'un liquide quelconque, il est
facile de les en séparer ; eux aussi prennent par l'action prolongée de l'iode une coloration jaune–verdâtre.

Enfin, l'on voit encore, libres parmi les fils de leptothrix et les spores, ainsi que parmi les épithéliums
pavimenteux, des corpuscules arrondis, se colorant
par l'iode également en jaune, — le ferment lepto-
trichal de Hallier (*fig*. 8, *a*).

Quant à la fréquence de ce fucus, qu'à cause de
son siége de prédilection je désigne sous le nom de
leptothrix vaginalis, je l'ai trouvé das le sécrétum
vaginal de femmes enceintes 14 °/₀ fois, de femmes
non enceintes, environ 10 °/₀, dans la sécrétion utérine
pure, par contre, qu'on est sûr de pouvoir extraire en
cas d'abaissements marqués de la matrice ; jusqu'ici
jamais, quoique les cas de chute de la bouche uté-

rine jusqu'entre les lèvres vulvaires doivent singulièrement favoriser l'invasion du parasite ; aussi, ne
saurais-je partager la foi des L. Mayer et de Winckel, qui veulent l'avoir vu également dans le mucus
utérin , et d'autant moins que l'extraction de ce
sécrétum peut réussir à peine une fois sans entraîner
avec lui quelque bavure adhérant encore aux lèvres
de la bouche utérine , si nombreux qu'aient été mes
propres essais.

D'après ce que j'ai dit plus haut, la leptothrix vaginale se présente un peu plus fréquemment chez les
femmes enceintes que chez celles qui ne le sont pas,
et je l'ai même vue une fois chez une enfant âgée de
quinze jours seulement. Dans tous les cas il existait
une sécrétion un peu plus abondante et des corpuscules muqueux aussi nombreux qu'ostensibles.

Les femmes porteuses de la leptothrix vaginale
n'en éprouvent des incommodités que lorsque la concomitance de catarrhes infectieux ou que d'autres
fucus occasionnent, après la miction, une sensation
de brûlure ; l'expérience dont le récit va suivre contredit, il est vrai, les observations cliniques, mais il
a besoin encore, selon ma propre conviction, d'une
répétition multiple.

La lepthotrix se présente tantôt seule, tantôt en
compagnie d'autres parasites, tels que la trichomonade du vagin, les bactéries et précisément un fucus
qui constitue la partie principale de cet ouvrage et
qui, comme je le développerai au long, la plupart du
temps est gêné dans sa croissance par la présence de
la leptothrix (fig. 13).

Il peut y avoir confusion entre la leptothrix vaginale et les longs fils du bacterium, quoique ceux-ci soient toujours bien plus étroits et ne deviennent jamais aussi longs que la leptothrix ; les faisceaux d'aiguilles graisseuses aussi peuvent induire en erreur un examen superficiel.

Quant à l'origine de la leptothrix, je dois faire remarquer tout d'abord que mes essais décrits en détail plus bas et tendant à transporter, dans diverses conditions, le pénicillium glaucum sur les organes génitaux de plusieurs femmes, n'ont toujours abouti qu'à un résultat négatif. Outre ces essais, j'ai entrepris celui de transmettre la leptothrix vaginale directement d'une femme à une autre, et cela de la façon suivante :

Premier essai.

2 mai. — D'une femme dont le corps était parfaitement sain, dont la muqueuse génitale n'offrait absolument aucune modification ni cicatrice indiquant la préexistence de maladies infectieuses, et ne présentant qu'un sécrétum précaire, gris-blanc, colloïde, acide et contenant, entre quelques flocons plus clairs, des épithéliums plats, point de corpuscules muqueux, un nombre modéré de spores et de leptothrix vaginales,—on transporta cinq heures après son entrée, au moyen d'un cure-oreille, une goutte de mucus qu'on avait pris dans l'orifice et dans la voûte vaginaux d'une autre femme. Celle-ci n'était point enceinte et montrait un léger catarrhe du vagin et une abondante sécrétion muqueuse, homogène, blanche, acide,

composée d'épitéliums plats, de corpuscules muqueux abondants, d'un nombre modéré de spores, de bactéries et de détritus ; quant à des leptothrix, malgré des observations poursuivies depuis quelque temps, jamais je n'y en avais trouvés.

3 mai. — 18 heures après, la femme ne montrait ni altération de sa santé générale, ni indisposition locale quelconque ; dans la sécrétion, qui extérieurement ne présentait aucune différence d'avec celle de la veille, se trouvèrent, à côté des épithéliums plats et des corpuscules muqueux, un certain nombre de filaments tantôt complètement rigides, tantôt un peu infléchis à leurs extrémités, mais sensiblement plus étroits que les fils semés et montrant partout des longueurs bien moindres ; de mensurations assez nombreuses, je tirai une moyenne de 0,0055 — 011^m. A cause de la largeur moindre des fils, je n'ai pu reconnaître avec certitude la modification de leur contenu par l'addition de l'iode (*fig.* 12).

4 mai. — Le lendemain également, ni plainte subjective ni modification de l'état local ; la sécrétion, toutefois, offrait la même nature que la veille.

5 mai. — Aujourd'hui encore, la femme ne saurait se plaindre de rien, et l'examen local ne fournit aucun phénomène d'inflammation ni d'élévation de la température ; dans le mucus vaginal, dont la quantité n'a pas augmenté, se trouve, à côté d'épithéliums plats, de corpuscules muqueux, de bactéries, une masse abondante de fils de leptothrix dont la longueur et le volume moyens sont un peu plus forts que ne l'indique la *fig.* 12, mais dont la plupart présentent une rigidité plus prononcée. Dans chacun des champs

visuels de plusieurs préparations microscopiques,
j'ai compté pour le moins 20 — 25 filaments, de
sorte que leur multiplication animée peut être considérée comme prouvée. Parmi les fils qui ailleurs se
présentent dans le sécrétum, avec un aspect transparent, un peu gris, les fils de nouvelle formation se
distinguent principalement par leur réfractilité plus
forte et attirent, par cela même, l'attention de l'observateur. Une partie est libre, une autre, et peut-
être la plus grande, adhère intimement aux plaques
épithéliales.

10 mai. — Jusqu'à ce jour, aucune modification de
la santé, le sécrétum est abondant, blanc-gris,
muqueux, fortement acide et composé de plaques
épithéliales, de corpuscules muqueux, de nombreux
spores arrondis et de leptothrix ; les filaments de ces
derniers sont en partie plus larges et plus longs que
les jours précédents, quelques-uns longs jusqu'à
0,2^m. Des filaments nombreux et surtout plus
courts adhèrent les uns aux autres sous toute espèce
d'angles imaginables ; une solution iodeuse les colore
en jaune-verdâtre.

12 mai.—Depuis avant-hier est survenu, dans les
parties génitales externes, un sentiment de brûlure
augmentant peu à peu, persistant actuellement sans
interruption, et causant à la femme des sensations
désagréables ; l'examen local montre une vive rougeur de la face interne des petites lèvres et de tout le
vagin ; dans le sécrétum, dont la quantité et la réaction (chimique) n'offrent pas de modification essentielle, les fils leptothrichaux ont presque entièrement
disparu.

16 mai. — Aujourd'hui encore, l'ardeur persiste, quoiqu'à un degré moindre ; l'examen local n'offre rien de bien différent d'avec le résultat précédent ; dans le sécrétum, plus de leptothrix du tout.

20 mai. — Sans aucune intervention médicale, l'ardeur a complètement disparu depuis deux jours ; la sécrétion, un peu augmentée, a fait place à une sécrétion normale et consiste en plaques épithéliales, en corpuscules muqueux, en bactéries, en quelques détritus.

De ce qui précède, il résulte la possibilité indubitable de transmettre la leptothrix vaginale des organes génitaux d'une femme à ceux d'une autre ; mais il en résulte aussi que le parasite, chez la personne infectée, dont la muqueuse montrait une différence notable d'avec celle qui l'avait fourni, n'ayant pas trouvé les conditions nécessaires à une croissance soutenue, a, dix à onze jours après et sous l'influence d'une sécrétion augmentée, subitement disparu.

Je n'ai pas pu répéter mon expérience sur une muqueuse génitale saine. — Le but du traitement est autant d'éliminer les fucus présents, que de ramener à l'état normal l'altération de la muqueuse, ce qu'on obtient par des injections de sels métalliques, tels que le sulfate de cuivre, l'acétate de plomb, etc. ; l'expulsion de la leptothrix vaginale demande cependant beaucoup plus de temps que celle de n'importe quel autre parasite des organes sexuels féminins et ne les garantit contre le retour du parasite, même après un an, que lorsque, dans l'intervalle, l'état normal de la muqueuse a été rétabli d'une façon durable.

3. — **Oïdium albicans_Rob** *(fig. 13 et ss.)*

a) STRUCTURE.

Lorsqu'on examine un certain nombre de femmes
enceintes, soit entre dix et trente, sans choix et successivement, en inspectant minutieusement la muqueuse des petites lèvres, de l'entrée du vagin et du
vagin lui-même, on retrouvera plusieurs fois, parmi
le mucus homogène, délié, transparent, gris-blanchâtre qui tapisse ces organes, des flocons un peu
plus massifs, de couleur blanche, de la grandeur
d'une tête d'épingle jusqu'à celle d'une lentille et
dépassant un peu le niveau de la muqueuse, ces flocons se laisseront extraire de la couche sous-jacente
avec plus ou moins de facilité et, à l'examen microscopique, se montreront composés de lacis fucaux. Le
plus souvent ceux-ci sont amoncelés en masses si
épaisses et tellement recouverts par les corpuscules
muqueux, des plaques épithéliales et des spores,
qu'un examen plus net n'en réussit que sur les bords
de la préparation ; aussi l'épluchage le plus soigneux
d'un mycélium isolé et l'inspection des fils fruitiers
qui, surtout sous l'addition d'un alcali hydraté, permettent d'embrasser d'un coup-d'œil tout le développement du parasite, sont-ils indispensables.

1. — Chaque lacis de fucus se compose de filaments
très-nombreux tantôt parallèles, tantôt entrecroisés,
mais sans contracter ensemble aucune relation plus

intime ; par exception seulement, ils s'entrelacent
comme des plantes grimpantes, et presque jamais ils
ne se confondent là où ils se rencontrent sous un
angle quelconque. La largeur des fils ne varie pas
seulement selon les personnes porteuses, mais dans
chaque préparation isolée d'une façon très-marquée,
ainsi que je dois l'affirmer à l'encontre de Winckel (1),
et varie entre 0,0011 et 0,0055^m ; ce dernier chiffre
maximum, néanmoins, ne s'applique qu'aux extrémités renflées des fils fruitiers articulés, tandis que
la largeur des fils de mycélium ne dépassent pas, en
moyenne, 0,0033^m. Beaucoup de filaments larges,
par contre, se renouvellent vers leur extrémité d'une
façon notable, de sorte que là leur largeur tombe
jusqu'à 0,0022^m, tandis que d'autres, au même
endroit, présentent un faible grossissement ; tous les
fils du mycélium sont inarticulés, incolores, sans ou
avec parois diversement distantes, entre lesquelles,
parmi un protoplasme homogène, sont enrobés un,
deux ou plusieurs noyaux d'un éclat bleuâtre et
parfois doués d'un mouvement animé, libres ou contenus dans des vacuoles ovales. Sur l'un ou plusieurs
des côtés de ces parois, qui d'ailleurs manquent dans
beaucoup de fils, sont implantés, sous un angle le
plus souvent aigu, des filaments courts ou longs qui
peuvent à leur tour répéter la même structure et la
même ramification, de sorte qu'alors on ne saurait
généralement indiquer le fil principal, qui constitue

---

(1) L. c., p. 236 ss.

plutôt, en se confondant avec d'autres, un mycélium inextricable.

2. — *Des organes de fructification* manquent à ce fucus, au contraire, les *carpophores* qui s'élèvent des mycéliums et qui leur ressemblent dans leur structure identiquement, se terminent, la plupart du temps, par des extrémités arrondies, ou bien ils portent des conides étranglés, ronds, ovales ou spiriformes, qui assez souvent renferment un noyau libre ou captif dans une vacuole *(fig. 19)*.

Presque sans exception, les fils fruitiers ordinaires s'accompagnent d'autres *(fig. 16-18)* consistant en un certain nombre d'articles joints les uns aux autres et se montrant rarement plus nombreux, se perdant, isolés, au contraire, parmi d'épaisses couches d'épitéliums pavimenteux ou parmi les fils précédemment décrits et sont restes, à cause de cela sans doute, complètement inaperçus de Winckel.

Moi-même les ai vus dans la plupart des cas, mais je dois faire remarquer aussi qu'il m'est arrivé d'examiner plusieurs préparations avant d'en rencontrer; ces fils articulés également sont incolores, la plupart du temps transparents, à contours doubles et contiennent, à l'intérieur de leurs articles inégalement longs et larges, des vacuoles avec ordinairement deux noyaux qui se trouvent au milieu, et plus souvent dans le voisinage des extrémités renflées ; quelquefois, cependant, ces articles sont fortement réfracteurs de la lumière et ne laissent reconnaître distinctement ni des contours doubles, ni quoi que ce soit de leur contenu. Là aussi, des extrémités articulaires portent des spores et des ramifications de structure semblable, mais alors cette arborisation est, le plus souvent, bien plus étendue que chez les fils fruitiers non articulés, et peut atteindre jusqu'à 25 0/1 sur plusieurs champs visuels. Chaque article isolément montre souvent, vers ses extrémités, ainsi que je l'ai indiqué déjà, une augmentation notable de volume, de sorte que la forme en ressemble à celle d'un globule sanguin coloré couché sur l'un de ses bords ; la longueur, vers l'extrémité du fil, en diminue souvent *(fig. 16 a)*. Sur ce dernier siégent un ou plusieurs *(fig. 19)* conides d'où part quelquefois un nouvel accroissement d'articles se dirigeant en sens divers.

Comme forme de transition entre les fils fruitiers articulés et la forme décrite, d'abord on pourrait considérer celle aux parois desquelles on peut voir, de distance en distance, un léger étranglement

Une solution iodeuse détermine chez les fils une coloration jaune que ne modifie pas l'addition d'acide sulfurique.

3. — Les spores détachés par étranglement de leurs tissus-mères aussi bien que ceux qui se trouvent en grandes masses sur et parmi les plaques épithéliales et les corpuscules muqueux *(fig. 20)*, sont ronds, ovales, elliptiques ou spiriformes, incolores et rangés quelques-uns à la suite d'autres ; par contre, je n'ai jamais vu de chaînettes composées d'eux seuls en compter plus d'environ cinq. Ils siégent sur les parois transversales et sporophores, comme je l'ai dit déjà, sous un angle le plus souvent aigu, quelquefois aussi plus droit et même obtus, et cela par plusieurs, parfois aussi, et surtout chez les fils dépour-

vus de parois,ils en portent sur d'autres points. Leur épispore est toujours lisse.

Les spores ronds sont constamment en minorité, mesurent, dans leur diamètre, en moyenne 0,0033^m et montrent assez souvent un noyau libre ou dans une vacuole, ainsi que des cellules-filles.

Les spores ovales, elliptiques et spiriformes, dont les formes se confondent insensiblement au point qu'une ligne de démarcation est souvent difficile à tracer, ont une largeur moyenne de 0,0011—0,0044^m et une longueur correspondante de 0,0022—0,0044^m; ils sont fréquemment appendus les uns aux autres par deux et plusieurs grandeurs inégales et contiennent parfois un ou deux noyaux également séparés par des parois, libres ou dans des vacuoles.

4. — A plusieurs reprises, dans ces préparations empruntées à la même femme *(fig. 21)*, j'ai trouvé des sporocystes (sporanges) avec un fil unique large, seulement en moyenne, de 0,0011^m, n'ayant point de paroi intérieure, mais seulement des vacuoles et des noyaux et, latéralement, ne portant ni spores ni rameaux ; le spore montrait, la plupart du temps, une vacuole plus grande que d'autres et, à son extérieur, quelques granules graisseux ; par l'extension en longueur des fils spiriques fins et non encore ramifiés et dépourvus de parois transversales , il avait presque toujours disparu.

5. — Extraordinairement rares sont , à côté des organes de reproduction précédemment décrits, des sporanges de 0,0475^m de longueur et de 0,0342^m de largeur moyennes *(fig. 22 a)*, réunis par groupes de trois ou plusieurs et possèdent des capsules fortement

tendues ou irrégulièrement plissées, crevées et incolores, dont l'intérieur se compose de spores ronds ou
ovales, intimément accollés les uns entre les autres
et non séparés par des cloisons. Dans le cas unique
où j'ai trouvé des sporanges parfaitement développés,
je n'ai pu constater de liaisons de leurs capsules un
peu rajeunies à leur base avec des fils fucaux ; dans
un autre, au contraire, où le développement des
spores n'avait pu s'effectuer encore dans les capsules
non mûres et bien plus petites *(fig. 22 b)*, j'ai vu
l'extrémité de la carphyphe , longue et dépour-
vue de parois, subir une intumescence bulleuse mais
vide encore. Ce qui seul distingue les sporanges
bruns observés par Friedreich des miens, est l'absence de cette couleur même, c'est-à-dire leur âge
inférieur.

Or, nous ne saurions éluder cette question si nous
sommes fondés à considérer ces objets trouvés en
partie l'un à côté de l'autre seulement, comme une
suite continue de développements organiques, ou si
nous n'avons pas réuni les articles de fucus différents et en partie égarés seulement, dans un ordre
arbitraire, ainsi qu'on peut l'objecter à tout auteur
qui ne pourrait au moins démontrer l'existence, dans
l'appareil auditif externe de l'homme, par exemple,
ou dans les poumons de l'oiseau, d'un fucus pourvu
d'organes reproducteurs parfaitement développés,
conservés dans leurs rapports mutuels et insexués.
Un examen rigoureux de cette objection, au sujet
des organes génitaux féminins, paraît d'autant plus
nécessaire, que moi-même j'ai fait la part, dans l'introduction, des différents spores simples et même

composés qui se trouvent bien assez souvent mêlés
au mucus, mais en général sont évidemment formés
en dehors du corps humain.

Pour y répondre, qu'on me permette de rappeler
tout d'abord ce fait qu'à l'occasion des parasites
égarés, nulle part il n'a été fait mention de fils fucaux penétrants, vu que chez l'homme je ne les ai
jamais observées et qu'après des transmissions arti-
ficielles, 24 – 48 après, lorsque le champ où je les
avais semés ne leur convenait pas, je n'aurai plus su
les montrer. Dès avant ce délai si court, les filaments
introduits artificiellement apparaissent plissés, cassés, ayant perdu leurs lincéaments bien définis et
leur surface se lisse et se distingue, dès lors, d'une
façon très-caractérisée des hyphées nées spontanément dans les organes sexuels mêmes. Or, comme
ces dernières particularités manquaient absolument
aux carpophores et aux sporanges observés, de prime
abord, leur origine dans la muqueuse des organes
sexuels devient péremptoire.

Les sporangiophores que j'ai vus se distinguent en
outre beaucoup de fils du mycelium par leur défaut
de parois transversales, c'est-à-dire, par une diver-
gence qui d'abord est propre aussi chez les mêmes
organes d'autres fucus tels que l'aspergillus glaucus,
le Mucor Mucedo-Fres, mais n'infirme en rien leur
appartenance. Chez les mucorins et d'autres fucus, en
outre, la transformation de vésicules contenant des
protoplennes en sporanges farcis de spores, fait que
chez le fucus vaginal je n'ai pu observer directement, trouve une analogie parfaite.

Enfin dans la bouche d'enfants affectés de muguet,

Burckard (1), Hallier (2) et moi-même avons trouvé à plusieurs reprises les mêmes mycèles en compagnie des sporanges, et si cette coïncidence dans les organes génitaux n'a pu être approfondie exactement, il faut tenir compte de ce fait que le déplacement, à chaque inspiration, des parois vaginales, d'un côté restreint énormément, l'évolution des sporophores, de l'autre y détermine très-aisément l'isolement des sporanges mûris. De là aussi l'observation si rare des sporanges dans les organes sexuels et la valeur du hasard à la faveur duquel seul, résulte à mon avis, la présence simultanée d'un mycelium avec ses sporophores et des sporanges.

Si l'on pèse, toutes les raisons que je viens d'énumérer en peu de mots et dont la valeur intrinsèque est confirmée par la comparaison avec d'autres fucus germant dans des conditions plus propices, il sera reconnu, par conséquent, par la critique même la plus sévère, je crois, que de plein droit on pourra considérer les sporanges décrits plus haut et nés sur des carphyphes dépourvus de cloisons, comme la deuxième forme de propagation insexuelle (gemmipare) du mycélium précédemment décrit et adhérent à la muqueuse des organes génitaux féminins.

On peut donc établir, comme signes caractéristiques du fucus en question tout à l'heure, un lacis fucal, pourvu de fils fruitiers articulés ou non, en-

____

(1) Charité-Annales, 1864, Berlin, p. 111.
(2) Gâhrungserscheimengen, p. 83 (Phénomènes de fermentation...)

voyant des spores sous un angle la plupart du temps aigu et formant régulièrement à leur extrémité des conides étranglés, exceptionnellement par contre sur des carpophoses non cloisonnés, impariétés, remplis de spores nombreux (plus de 20) : caractères qui, comme je l'ai indiqué déjà, distinguent également l'oïdium albicans Rob. (Siringospora Robinii, d'après Quinquand (1). Outre ces caractères essentiels, identifiants est, chez ces deux fucus, la largeur variable des filaments, tandis que déjà les sporanges que Burckard (2) le premier a montrés dans la bouche, sont bien plus fréquents là que dans les organes génitaux, où leur apparition ne doit être considérée que comme une exception. Si loin que j'aie parcouru la littérature, personne encore n'a constaté la présence des sporanges découverts par Burckard, si ce n'est Hallier (3), qui d'abord l'avait énergiquement repoussé, et Winkel, qui l'indique indirectement; aussi voudrais-je ne pas passer sous silence que je les ai vus à plusieurs reprises et montrés à de nombreux auditeurs de la clinique obstétricale, sans avoir pour cela examiné, comme Quinquand (4), cinquante cas de muguet.

---

(1) Archives de physiologie normale et pathalogique, par Brown Sequard, Charcot, Vulpian. Paris, 1868, n° 2, mars-avril, p. 290 ss.

(2) Annales des Charité-Krankerhauses. Berlin, XII, 1864. Heft (cahier), 1 p. 1-12.

(3) Diepflanzlicken-Parasiten, p. 92.—Gàhrungsercheinungen, p. 84. Auspitz cud Pick'strehir fùr Dermatologie und syphilis 1869, I, p. 54.

(4) Archives de physiologie normale et pathol., 1868. Paris, p. 290. Mars-avril.

Une deuxième différence entre la mycôsis des organes sexuels et celle de la cavité buccale est fournie, parfois, par l'abondance plus grande d'articles diminuant régulièrement en longueur et par la présence, dans les sporophores rectilignes, de vacuoles à deux noyaux ; si d'ailleurs ces différences morphologiques ne sont pas désignées comme essentielles et peuvent dépendre des légères modifléations de leur milieu, comme Hallier (1) aussi l'admet, au moins leur a-t-il fallu reconnaître une certaine valeur jusqu'à ce qu'on eût réussi à démontrer également les qualités cliniques de l'oïdium albicans de la cavité buccale et, par coaséquent, sa contagiosité dans le fucus des organes sexuels de la femme.

b). — EXPÉRIENCES.

Expérience sur le fucus vaginal.

Dans la solution de cette question comme de quelque sautres ayant trait à la constatation de la mycôsis des organes génitaux et à son origine, comme Berg (2) a fait sur des enfants, j'ai fait sur des femmes des expériences que me permettait mon activité privée et puis répondre de leur intégrité d'autant mieux que ces personnes n'ont été, dans l'intervalle,

---

(1) Botanische Zûtung, 1865, n° 32, p. 253.
(2) Ueberdie Schwammchen bey Kindern : deutsch v. G. v. d. Busch. Bremen, 1848, p. 78 ss.

examinées par personne autre et qu'ainsi toute erreur peut être exclue avec certitude. Afin d'éviter des redites, je ferai observer, en outre, que jamais, dans ces quelques cas, je n'ai emprunté les fucus à transmettre à des personnes dont l'examen eût pu me laisser le moindre soupçon de catarrhes infectieux, de syphilisation, de diphthérie, dont récemment les mem - branes fuqueuses ont été transportées sur les muqueuses génitales de lapins, par Lehzerich (1) avec un résultat positif, par Trendelenburg (2) avec un résultat négatif, et que, pour cette raison, même quelques mois après la fin de mes divers essais, je n'ai remarqué aucun inconvénient. L'implantation des lacis fucaux, dont j'employais, pour chaque expérience, une pièce d'environ 1 m. carré préalablement débarrassée par un lavage à l'eau pure, de tout mucus, leur introduction, dis-je, consistait après la clôture de mon examen et afin d'imiter la nature autant que possible, à porter sur la paroi intérieure du vagin un cure-oreille avec lequel je l'enlevais, puis à interdire à la femme, pour la durée de chaque observation, toute ablution ou tout autre manœuvre locale, Lorsqu'au contraire la sécrétion augmentait, au moyen d'un métroscope en forme de cuiller je portais les fucus bien en haut du vagin en le retirant et en plus grande quantité que je n'aurais fait avec un métroscope rond, au retour duquel les masses fuqueuses auraient facilement pu être évacuées au

---

(1) Virchow's Archiv, 47, 1869, p. 516 ss.
(2) Archiv fûr Klinische, Chirurgie X, p. 720 ss.

dehors. Beaucoup de femmes chez qui les ablutions quotidiennes sont devenues habituelles, éprouvent, les jours suivants, une sensation d'ardeur et d'excoriation à la face interne des cuisses, ce qui, du reste, pour peu qu'on l'ait prévu, n'infirmera en rien le résultat de l'essai.

De plus, chaque fois que je l'ai pu, j'ai pratiqué, avec un excellent instrument dont je me sers depuis deux ans déjà, des mensurations thermométriques qui m'ont donné $0,1°$ c., mais, aussi bien à la loupe, $002''$ c.; une comparaison que j'en ai fait récemment avec un thermomètre-étalon m'a régulièrement donné $0,1°$. L'instrument fut introduit dans le vagin jusqu'au trait $20°$ et maintenu là pendant cinq minutes au moins, à niveau mercuriel constant.

Deuxième essai.

Une membrane fuqueuse à peine grande comme une tête d'épingle, que peu de temps auparavant j'avais trouvée chez une femme enceinte, d'ailleurs parfaitement saine, mais porteuse d'une mycôsis très-étendu, fut appliquée sur la paroi antérieure d'une personne qui m'avait consultée sur la suppression, depuis plusieurs mois, de ses règles et se trouvait, le jour de la transmission, au troisième mois de sa grossesse.

La sécrétion des organes génitaux, qu'à plusieurs reprises, et le jour même de l'inoculation, j'avais examinés minutieusement, était constamment acide, colloïde et ne contenait que des épithéliums pavimenteux, des corpuscules muqueux et des bactéries, la muqueuse génitale, de son côté, ne montrait rien d'anormal et le sujet ne se plaignait de rien.

Le 27 décembre, c'est-à-dire cinq jours après le début de l'expérience, je revis la personne qui dans l'intervalle s'était bien portée et aujourd'hui, pas plus que jamais, n'éprouve en n'importe quel temps ni prurit ni ardeur dans les organes génitaux ; la muqueuse des petites lèvres et du vagin, jusqu'au col utérin, toutefois, montre quelque rougeur, et l'intérieur du vagin fait monter le thermomètre à 37.44°. La sécrétion est intacte, ne présente aucune augmentation notable, est, à l'entrée du vagin comme le cas s'en présente souvent, d'un gris blanchâtre, muqueux dans le vagin même, de réaction acide et contient des épithéliums, des corpuscules muqueux, des bactéries, quelques détritus et, outre des fils fruitiers très-épais articulés ou non et des spores nombreux, des lacis isolés.

28 décembre. — Aujourd'hui encore, la malade n'accusait aucune incommodité ; l'état local n'était point altéré ; le mucus sécrété est acide, gris-blanc, muqueux, mince et consiste en épithéliums, corpuscules muqueux, spores nombreux et en si grand nombre de lacis fucaux que, à un examen attentif, ils sont déjà reconnaissables sur l'objectif Les fils fruitiers sont en partie inarticulés, larges, en moyenne, de 0,0022 ^{m}, contiennent à l'intérieur des vacuoles avec 1-2 noyaux et envoient sous un angle aigu des spores isolés ou des rameaux entiers, bien plus abondants sont les fils plus larges et articulés, dont les pièces isolées diminuent, pour la plu-

part, en longueur et montrent les noyaux plasmatiques plus fréquemment vers leurs extrémités. Les spores sont ronds, la plupart ayant un diamètre de 0,0033 ^{m}, ou ovales avec une largeur de 0,0027 ^{m} et une longeur de 0,0044 ^{m}·

29 décembre, 9 heures du matin. — De bonne heure déjà la malade est venue avec la plainte empressée, que, depuis la veille au soir il s'est déclaré dans ses organes génitaux une ardeur intense qui surtout après la miction atteindrait un degré très-élevé, le vagin, en effet, est chaud (37.94°), toute la muqueuse du tube génital modérément rougie, le mucus peu augmenté, acide, muqueux, gris, mais un peu strié de sang et parsemé de mycèles nombreux dont les fils fruitiers répondaient à ceux observés la veille, et n'ont pas besoin, par conséquent, d'être décrits davantage.

En outre, j'ai trouvé aujourd'hui un assez grand nombre de filaments à contours excessivement fins, sans articles et pourvus de cloisons, sortant d'une matière très-fine et renfermant quelques nucléoles isolés plus grossiers (Micrococcus Hallier), ne contractant enfin que progressivement des formes. Traitement nul.

30 décembre, 9 heures de bon matin. — L'ardeur a un peu diminué spontanément, tout en persistant visiblement ; température du vagin, 38.1° ; à l'examen local et thermométrique, comme hier ; en outre, dans le mucus examiné aujourd'hui se trouvent quelques poches sporeuses.

L'urine est acide, jaune-pâle, claire, et à l'épreuve de Trommer, ne manifeste aucune réaction sur le sucre.

31 décembre, 9 heures du matin. — Sans aucun traitement, le prurit et l'ardeur ont presque entièrement disparu ; la température du vagin aussi paraît moindre, 37.8° ; l'état local est peu modifié et chacune des nombreuses préparations extraites du mucus contient plusieurs lacis fucaux considérables, de nature habituelle avec leurs fils fruitiers abondamment ramifiés.

1er janvier 1869. — Ni ardeur ni prurit ; dans le vagin, 37.9° ; rien de changé d'ailleurs.

3 janvier 1869. — La nuit passée, il s'est représenté, pendant comme après la miction, une vive ardeur qui a déterminé la malade à employer des lotions froides des organes génitaux externes, avec un succès passager. La chaleur du vagin a augmenté de nouveau (38.040), sa rougeur et sa sécrétion muqueuse également ; dans cette dernière se trouvent, à côté d'épithéliums plats, des corpuscules muqueux, des bactéries et des masses sporeuses, des lacis fucaux. Pas de traitement.

4 janvier. — Les incommodités extrêmement intenses ont déterminé la malade à pratiquer des lotions d'eau glaciale qui, depuis hier midi, les ont presque entièrement abolies ; l'état local n'est presque point changé, la température du vagin, à 32.2° ; dans le mucus, lacis fucaux nombreux.

8 janvier. — L'ardeur ne s'est reproduite que le 5, et passagèrement, la patiente ayant régulièrement employé des ablutions froides ; température du vagin, 38.1° ; la sécrétion, grise-blanche, fortement acide, contient des épithéliums plats, des corpuscules muqueux et un nombre modéré de lacis fucaux et de carpophores.

7

10 janvier. — La dernière nuit encore, s'il est reproduit une ardeur très-vive qui a réveillé la malade et ne persiste pas pendant la miction seulement, mais dans les intervalles. La muqueuse vaginale est fortement rougie, 37.8° (6 heures soir), plus sensible à l'exploration que d'habitude; le mycôsis inaltérée. Désirant poursuivre, en ce cas, les fucus le plus longtemps possible, j'en ordonnai, pour tranquilliser la malade, que des lotions froides.

16 janvier 1865. — Grâce aux lotions locales très-soigneusement employées, l'ardeur a cessé, mais la négligence, la nuit passée, les a fait reparaître d'autant plus vives. Même prescription.

27 janvier. — Depuis la dernière visite, il subsiste constamment une faible ardeur, sensible surtout le matin et après chaque mixtion, amoindrie régulièrement, mais toujours passagèrement aussi, par les affusions froides. La température du vagin est toujours élevée (38.1°), la muqueuse un peu orangée, le mucus qui la recouvre gris-blanc, muqueux, acide et parsemé de lacis fucaux.

17 février. — Trois semaines seulement après la dernière visite, et huit semaines après le développement du mycôsis, la malade se représente parce que, depuis huit jours, le prurit et l'ardeur ont augmenté et l'ont tourmentée particulièrement après chaque mixtion. La température du vagin est un peu moindre (37.8°), la muqueuse en est quelque peu rouge, et, ainsi que les petites lèvres et le col utérin, couverte d'une masse vraiment effrayante de membranes grosses comme une tête d'épingle, susceptibles d'être enlevées sans aucune effusion de sang, plates et de

couleur blanche, qui, sous le microscope, se dessinent comme d'épais lacis de fucus. La sécrétion est plus abondante, d'un gris-blanc sale, muqueuse, acide et contient, outre des lacis fucaux nombreux, d'abondants amas de spores.

Guidé par les expériences dont je ferai part dans la partie thérapeutique de cet ouvrage, j'ordonne des injections d'une solution ordinaire de sulfate de cuivre.

26 février. — Quoique la malade ait pratiqué ces injections à peine une fois par jour, quatre jours après les incommodités disparurent toutes ensemble et la sécrétion diminua, ne montrant plus aujourd'hui que quelques spores isolés, mais plus un seul fucus.

Continuation des injections.

12 mars 1869. — Depuis la dernière visite, les injections ont été pratiquées avec la même irrégularité qu'auparavant, et, vers la fin même, ne l'ont plus été du tout ; la température du vagin est toujours [élevée (38°), la muqueuse encore orangée un peu, le mucus libre de parasites.

23 mars. — Les injections ont été continuées mais irrégulièrement ; le vagin est moins chaud (37,84°). la sécrétion libre de spores et de fucus.

La valeur clinique de cette expérience aura besoin d'être relevée à plusieurs passages suivants ; à l'encontre de la supposition éventuelle que, pendant sa durée, il ait eu lieu une infection réitérée de la femme en question, je n'invoquerai ni sa position sociale ni mon opinion particulière, mais bien ce fait seulement, que la nature de la sécrétion, sa couleur, l'intensité de sa réaction sont constamment et à peu près restées les mêmes, bien que mes examens aient été beaucoup plus fréquents que je n'ai voulu l'indiquer pour éviter des redites, et qu'ensuite jamais le canal uréthral n'a offert des signes d'inflammation aiguë, et qu'enfin la santé du mari de cette femme, que j'ai également examiné, a été constamment parfaite, de sorte qu'on peut exclure, de côté et d'autre, toute idée d'infection.

De cette expérience, il résulte tout d'abord que ce fucus, aussi bien que l'oïdium albicans de la cavité buccale, est transmissible et peut, chez la personne infectée, se développer et se propager de la même façon que s'il lui avait été importé par l'atmosphère, c'est-à-dire spontanément ; ensuite, qu'avec la propagation du fucus coïncide une légère inflammation et une élévation thermométrique de la muqueuse, ainsi qu'une augmentation modérée de la sécrétion qu'enfin, les mêmes incommodités dont s'est plainte la première porteuse du parasite, peuvent se produire également et avec la même inconstance chez la personne infectée.

Les phénomènes mentionnés en dernier lieu, tels que l'élévation de la température, l'inflammation et les incommodités subjectives s'expliqueraient le mieux et le plus naturellement par l'admission d'une irritation produite par l'accroissement du parasite, qui, aussitôt qu'il aurait rencontré les nerfs sensitifs, résoudrait le problème ; c'est précisément les premiers jours de l'observation qui devraient décider là-dessus, aussi est-ce sur ce point que, dans mon essai suivant, je dirigerai tout particulièrement mon attention.

Deux essais sur l'Oïdium albicans Rob.

Je cherchai donc, — bien qu'alors les observations anciennes et en partie très-douteuses d'infections fortuites des organes sexuels féminins par le
mucus me fussent inconnues encore — à transporter
le filaire de la cavité buccale d'un enfant de quelques
jours seulement et (comme cela s'entend de soi non
syphilitique, directement sur une muqueuse génitale ; mais auparavant, à ceux qui voudront répéter
cet essai, je ferai remarquer que sur les membranes
blanches qui tapissent la muqueuse buccale des
enfants, on trouve non-seulement l'oïdium albicans
de Robin, mais encore d'autres fucus, ce que
Hallier (1) déjà a admis comme probable. Moi-même
ai trouvé dans la cavité buccale d'enfants, dont les
uns étaient atteints d'oïdium albicans, les autres
non, des spores fucaux parfaitement répondant à
ceux qui se développent dans l'oïdium lactis Fr. qui
par de Hessling (2) sont désignés comme identiques
au fucus du muguet, par Hallier (3), comme un ferment articulé. Or, comme c'est précisément par les
chaleurs de juillet que j'ai trouvé ces articles écour-
tés (*fig.* 246) qui, par leur forme, se distinguent

----

(1) Die pflanzlichen Parasiten, p. 90. (Les parasites végétaux.)
(2) Virchow'setrchir für pathol. Anatomie. Vol. XXXV,
p. 561, pl. XV.
(3) Mohl und Schlechtendahl's Botanische zeitung. Berlin. 1865, n°s 38 et 39.

essentiellement des spores de l'oïdium albicans, je serais tenté de tenir la supposition de de Hessling, selon que, chez les enfants scrofuleux, ces spores auraient été ingérés dans la bouche avec le lait et y seraient restés adhérents, — pour parfaitement justifiée. — Pour le cas présent, la solution de cette question, à savoir si l'opinion de de Hessling et de Rasten (1) sont justes, est d'une valeur essentielle en tant que, dès que la concordance des deux fucus sera prouvée, l'on pourra essayer, dans les expériences de transmission, au lieu de l'oïdium albicans Rob, le beaucoup moins dangereux oïdium du lait.

Outre ce dernier, j'ai trouvé, comme Quinquaud (2), dans les plaques sooriques (de muguet) d'enfants vivants de quelques semaines, et même une fois chez un cadavre, de la langue jusque dans l'estomac, parmi les filaments de l'oïdium albicans, des fils innombrables de la leptothrix buccale qui, lors d'un essai de transmission, auraient été, sans le savoir, semés en même temps et en auraient pu compromettre essentiellement le résultat.

Troisième essai.

En tenant compte des sources d'erreur que je viens d'indiquer, le 5 mai, dans l'après-dînée, sur la paroi

---

(1) Chemismus der Pflanzenzellen. (Chimicité de cellules végétales). Wien., 1869, p. 18.

(2) L. c., p. 297.

antérieure d'une autre femme enceinte que j'avais examinée plusieurs fois déjà sans y trouver jamais ni sueur ni aucune autre incommodité, je transportai une membrane grosse comme une tête d'épingle et exclusivement (1) composée d'oïdium albicans que, peu d'heures auparavant, j'avais empruntée à un enfant sain d'ailleurs. La muqueuse vaginale était rouge clair, en partie bleuâtre, variqueuse, rougie nulle part, normalement chaude (37.5°); la sécrétion en quantité modérée, gris-blanche, colleuse, acide, contenait des plaques épithéliales, des corpuscules muqueux, des détritus et quelques spores isolés.

6 mai.—Dans la matinée, à la miction ni en aucun autre temps, la femme n'éprouve d'incommodités; la muqueuse ne montre pas de modification sensible, la sécrétion en est gris-blanche, acide, parsemée de fins flocons isolés et de quelques lacis fucaux fortement adhérent aux epithéliums et se donnant distinctement à reconnaître pour des plexus fraîchement développés et pourvus de quelques fils fruitiers isolés.

7 mai, 10 heures du matin.—Dans le cours de l'après-dînée d'hier, il s'est établi un surcroît de sécrétion, blessant la face interne des cuisses et y occasionnant une vive ardeur.

Dans le vagin même, la patiente éprouve une sensation d'échauffement, de température élevée, bien que le thermomètre n'en accuse qu'une augmenta-

---

(1) Le mot « exclusivement » ne doit pas être pris au pied de la lettre, des spores isolés se trouvant toujours entremêlés dans la cavité buccale.

tion minime (37,7°) ; la muqueuse n'est pas rougie, mais fournit, par contre, une sécrétion notablement augmentée, acide, grise-blanche, muqueuse et consistant en plaques épithéliales, en corpuscules muqueux, en bactéries et en lacis fucaux nombreux, visibles déjà à l'œil nu sur l'objectif, enrobés dans une matière finement granulée.

Dans le mucus emprunté à la voûte vaginale se trouvent, sur plusieurs préparations, des amas de spores considérables, mais non des lacis de fucus.

8 mai, 10 heures du matin.— Aujourd'hui encore, il persiste une sensation de chaleur intérieure, à un degré moindre qu'hier cependant; la température du vagin est plus basse que la veille et ne s'élève qu'à 37,5° ; la muqueuse n'en est pas sensiblement rougie, mais montre, sur le dos de ses plis, de nombreux flocons gris-blancs, un peu plus grands qu'un point et composés de lacis fucaux ; ils répondent à ceux que contient le mucus lui même et qui sont renfermés dans la matière finement granulée dont j'ai parlé.

9 mai, 10 heures du matin. — Aujourd'hui de même se trouvent çà et là, sur la muqueuse vaginale, des flocons blancs consistant en mycèles nombreux ; la température du vagin est de 37,56° ; et la sensation de chaleur interne considérablement diminuée, tandis que la sécrétion a notablement augmenté et cause, à la partie interne des cuisses, une ardeur intence.

14 mai. — La chaleur intérieure a disparu, la sécrétion n'a fait qu'augmenter encore ; la sécrétion est d'un blanc grisâtre, de consistance muqueuse, de

réaction acide et consiste en épithéliums, en corpuscules muqueux, en détritus et très-peu de fils fucaux.

13 mai, 9 heures matin. — Le secretum est encore très-augmenté, la température du vagin, à 37,62° ; la muqueuse ne montre aucune modification ; dans le mucus se trouvent bien de nombreux spores, mais de plexus fucaux aussi peu que les deux jours suivants.

Cet essai prouve qu'en effet l'on réussit à transporter avec succès l'oïdium albicans de la cavité buccale sur la muqueuse génitale d'une personne enceinte ; mais si, dans le cas qui nous occupe, ce n'est pas seulement par suite de l'augmentation de la sécrétion muqueuse que ce parasite a perdu peu à peu les conditions de son alimentation, ou si ce n'est pas l'examen journalier, au moyen d'un métroscope tubulaire qui a mécaniquement opéré l'expulsion de mycèles isolés et par là précipité leur disparition, c'est ce qu'on ne saurait décider avec certitude. Quoiqu'il en soit, c'est bien essentiellement à l'augmentation et, dans ces conditions, à la modification du secretum qu'il faut attribuer la perte des fucus, et cela avec d'autant plus de droit, que des expériences semblables se font avec d'autres fucus encore, qui, eux aussi, périssent à l'alimentation fournie par le subtratum. Ainsi de Bary (1), par l'apport de nouveaux aliments, a entretenu au-delà d'un an le mycèle de la Peziza sclerotiorum, qui, sur les navets ou des fruits, achève sa croissance au bout de quelques semaines déjà.

______

(1) L. c p. 43.

Quatrième essai.

Malheureusement, étant très‑restreint dans le choix des matières comme des personnes, je n'ai pu rencontrer de nouvelle occasion pour transmettre l'oïdium albicans à une autre femme enceinte ; aussi n'ai-je pu renouveler mon expérience que sur une jeune fille aménorrhéïque dont les organes sexuels étaient à l'état parfaitement vierge, porteuse d'une antéflexion de l'utérus avec latéroversion dextrorse et affectée, en outre, d'un agrandissement indolore de l'ovaire droit, parfaitement sensible à travers le vagin ; de plus, la sécrétion était précaire, colleuse, de nature acide et composée d'écailles épidermiques, de plaques épithéliales, de corpuscules muqueux, de gouttelettes graisseuses libres, de spores disséminés. La muqueuse des parties génitales ne laissait voir ni rougeur ni élévation de température ; les lèvres du museau de tanche fendues en travers mais non excoriées. Au moyen d'un cure-oreille est portée dans l'entrée du vagin une membrane soorique de la grosseur d'une lentille prélevée, quelques heures auparavant, sur un enfant d'ailleurs parfaitement sain. (3 septembre.)

19 septembre.—Aujourd'hui seulement la malade se représente, m'annonçant que dans l'intervalle elle serait restée exempte de toute incommodité indiquant le mycôsis ; l'examen local, de son côté, ne fait constater aucune modification de la muqueuse, et celui du sécrétum, la présence d'aucun fucus.

Nous voyons donc, et en cela nous sommes confirmés aussi bien par les essais suivants que par nos observations cliniques, que l'oïdium albicans peut, il est vrai, végéter sur la muqueuse d'une femme enceinte, mais n'a pas retrouvé, chez notre jeune personne, saine et vierge, les conditions de son développement (1).

Six essais avec l'oïdium lactis Fr.

J'ai cherché, par les expériences suivantes, à éprouver la transmission de l'oïdium lactis Fr., en évitant, néanmoins, d'employer le fucus qui accompagne le lait bleu, de peur de voir se produire les mêmes empoisonnements que ceux observés à la suite de son injection, par Steinhofit et Mosler (2).

Cinquième essai.

27 juin. — La femme enceinte X. X. à qui dans le temps et avec un succès positif, j'avais transmis le fucus vaginal d'une autre femme, dans l'intervalle était arrivé au dernier mois de sa grossesse ; déjà la tête était fortement engagée dans le détroit du bassin en première position. Dans les examens locaux depuis

---

(1) Un essai répété, pendant l'impression de ces pages, chez la même jeune fille, a donné un résultat possible et démontrable encore trois semaines après.

(2) Virchorw's Archir, XLIII, 1868, p. 161 ss.

répétés plusieurs fois, je n'avais jamais trouvé de fucus, et, sauf quelque augmentation dans la sécrétion, aucune incommodité ne se fait sentir.

Aujourd'hui, l'examen montrait une coloration normale de l'orifice vaginal et du col utérin en rouge bleuâtre ; la température du vagin était à 37.62°, la sécrétion, acide, d'un blanc grisâtre, abondante, muqueuse et consistait en épithéliums, en corpuscules muqueux et en bactéries. Tout en retirant progressivement le métroscope du vagin, j'introduisis, avec le curé-oreille et à plusieurs reprises, une portion d'oïdium du lait, grande comme un pois et qui s'était développée, dans l'espace de trente heures, sur du lait ordinaire et cru de vache. Ce lait contenait, outre les globules laiteux et une fine matrice, une assez grande quantité de filaments richement arborisés ainsi que des spores d'oïdium lactis, libres et détachés par étranglement.

28 juin. — Hier au soir, à huit heures environ, il débuta, au fond du vagin, une chaleur intérieure et une forte cuisson qui tourmenta la malade jusqu'à ce qu'elle s'endormît. Aujourd'hui matin, cette même sensation se reproduisit, mais à un degré moindre, et détermina la malade à se lever à l'extérieur. Aux parties génitales externes pas plus que durant la miction, aucune incommodation. Afin de ne pas interrompre le développement probable des fucus, point d'examen intérieur ; la température du vagin, jusque vers lui, avait été à 37.64° ; la sécrétion, à l'œil nu déjà, montrait des flocons fucaux isolés, mais d'ailleurs, à l'examen microscopique aucune altération. A l'examen microscopique, je trouvai des

épithéliums, des corpuscules muqueux, des lacis
fucaux avec des carpophores et des masses sporiques;
isolément, les fils fruitiers ont une largeur de
0,0022-0,0033^m, ne contiennent pas, à leur intérieur,
de cloisons, mais bien des noyaux isolés, des vacuoles, et, sur leurs côtés, fournissent des spores ou
de courtes ramifications, par lesquelles ils serpentent
à travers de nombreuses plaques épithéliales pourvues d'une fine matrice. Les spores sont ronds,
ovales, implantés par groupes assez considérables sur chaque feuille épithéliale et, de même que
les fils fucaux, coïncident avec ceux qui paraissent habituellement dans le vagin. Outre ces deux
formes on trouve des articles de l'oïdium du lait
isolés, comme affaissés et parfaitement reconnaissables.

29 juin. — Depuis hier après-midi toutes les
incommodités ont disparu sans retour ; la muqueuse
du vagin est quelque peu rougie, sa température à
37.74°, sa sécrétion très-abondante, gris-blanche,
muqueuse, acide, et consiste en plaques épithéliales,
corpuscules muqueux et quelques lacis fucaux disséminés qui, eux aussi et sous tout les rapports, concordent avec ceux qui d'ailleurs se présentent spontanément dans le vagin *(fig. 24)*. Parmi eux se trouve
un grand nombre d'articles lyriformes, se prolongeant
entre les fils fruitiers inarticulés et rectilignes. La
largeur moindre des fils aussi bien que leur mode
d'arborisation et de la formation des spores les distingue complètement des chaînettes sporiques qui
se développent sur le lait *(fig. 23)*. Outre ces fils
on en voit encore d'autres sortant de la membrane

reposant sur les épithéliums, et acquièrent progressivement des linéaments plus tranchés ; enfin il s'y trouve des poches sporiques qui, par la disparition du noyau et la formation de vacuoles dans le spore, décèlent leur récence et se distinguent d'ailleurs, par leurs dimensions inférieures, des fils germinaux du fucus lactique semé deux jours auparavant.

30 juin. — Sauf une sécrétion augmentée, qui rougit la face interne des cuisses, la femme n'a pas éprouvé d'incommodité, et l'examen local ne dénote aucune modification de la muqueuse génitale ; la température du vagin est à 37.52° et la sécrétion muqueuse seule est visiblement augmentée, acide et contient, outre quelques lacis isolés plus grands et reconnaissables à l'œil nu, un certain nombre d'autres plus fins qui, dans une matrice finement granulée, sont solidement implantés sur les plaques épithéliales et, (fig. 25) cette fois encore, par leur largeur comme par leur ramification, répondent aux carpophores ordinaires du vagin. La plupart d'entre ceux que j'ai retrouvés dans plusieurs préparations, sont inarticulés et commencent, à leur extrémité, à détacher des conides ; quelques-unes contiennent dans leur intérieur, par ci par là, une gouttelette graisseuse, le plus grand nombre des vacuoles seulement. Les spores, implantés à côté d'eux sur des plaques épithéliales, sont sphéroïdes ou ovales, beaucoup plus petits, cependant, que les ovales, qui sont disséminés parmi le ferment articulé du lait.

1er juillet. — Aujourd'hui encore, on trouve dans la sécrétion de cette femme un nombre modéré de lacis fucaux de nouvelle formation, de structure déliée et microscopiquement visibles en partie seulement ; les fils fruitiers consistent partiellement en filaments en partie non articulés, en partie aussi articulés, dont plusieurs possèdent des vacuoles à deux noyaux *(fig.* 26). Le mode de leur ramification, la largeur des fils ne permettent, sur l'identité de ces fucus avec ceux qui se développent habituellement dans le vagin, aucun doute. La longueur de quelques fils convenablement isolés est de 0.3-0.4^m. Des incommodités subjectives n'existent point ; la quantité de la sécrétion n'a pas changé, la température du vagin est à 37.5°. Pas d'examen métroscopique aujourd'hui, pour éviter une interruption dans le développement du mycôsis.

2 juillet. — Le sujet, aujourd'hui encore, n'a accusé aucune incommodation subjective et l'examen local, sauf la rougeur des petites lèvres, ne montre pas d'autre changement ; dans le vagin, la température est à 37.5° ; dans le mucus plus abondant se trouvent, en petit nombre, des lacis du fucus.

3 juillet. — L'examen d'aujourd'hui ne laisse, en général, constater aucun fucus ; le résultat local concorde en tous points avec celui d'hier.

Sixième essai.

Au moyen d'un cure-oreille, l'oïdium lactis du même lait, l'oïdium vieux maintenant de huit jours, est de rechef porté dans le vagin de la même personne (3 juillet).

5 juillet. — La femme n'a constaté dans son état

aucun changement ; la sécrétion est abondante, gris-
blanche, muqueuse, et contient, outre des plaques
épithéliales et des corpuscules muqueux, une matrice
se colorant en jaune par l'iode, avec des spores sphéroïdes ou ovales, mais point de mycèles ; la température du vagin est à 37.74°.

Du premier des deux essais mentionnés en dernier
lieu, il ressort nettement que l'importation de l'oïdium
du lait sur le vagin d'une femme enceinte amène le
développement du même fucus qui affecte, spontanément aussi, les organes génitaux de toute autre
femme dans le même état. La justesse de cette
démonstration se confirme par un regard sur les
dessins, qui montrent une nouvelle formation de
mycèles dont les carpophores n'ont jamais été trouvés
sur le lait lui-même et ont dû se développer des
spores de l'oïdium lactis lui-même ou d'autres spores
régulièrement mêlés avec ceux-ci.

Par des essais dont je ferai mention plus bas, je
n'ai vu se développer dans les organes génitaux ni
le cosmopolite pénicillium glaucum, ni l'aspergillus
glaucus et autres fungus de moisissure au mélange
desquels on pensera tout d'abord ; aussi parait-il bien
plus vraisemblable que les spores de l'oïdium lactis
lui-même ont commencé par germer dans les organes
sexuels, bien que moi-même n'ai pas vu le développe-
pement direct de sporocystes sur les spores caractéristiques de l'oïdium du lait. A ce que les sporanges
en général très-rares dans les organes génitaux
féminins dussent arriver à s'y développer, on devait
d'autant moins s'y attendre que, par suite de l'hypercrinie muqueuse, le mycosis, dans le premier cas

a disparu au bout de huit jours, et dans le second
essai aussi n'a pas atteint à une grande extension.
Il faut dire aussi que, dans tous deux, je n'ai pas
tenu compte de ce que, à n'avoir pas réussi une fois
ou l'autre à démontrer des fucus, on n'a pas acquis
encore le droit d'en conclure à leur défaut complet
sur la surface vaginale si étendue, et grande a été
ma surprise lorsque, dans un examen ultérieur du
mucus, en l'enlevant pour pratiquer une nouvelle
inoculation, j'y trouvai effectivement quelques mycèles isolés, très-avancés et pourvus de fils fruitiers
richement ramifiés.

Septième essai.

8 juillet. — Dans les organes génitaux de la
même femme enceinte fut porté de nouveau de
l'oïdium lactis de 48 heures. Des incommodités, ce
jour-là, ne se manifestèrent point ; la température
du vagin se maintenait à 37,4°, la muqueuse ne
montrait pas d'altération, le mucus était d'un gris-
jaunâtre, muco-purulent, acide et contenait des
épithéliums, des corpuscules muqueux, des spores
en quantité et, comme je l'ai remarqué déjà, çà et là
quelques lacis de fucus constitués comme d'habitude.

48 juillet. — Aujourd'hui encore, point d'incommodités, mais dans le mucus, qui est abondant,
gris blanc, muqueux, acide et passablement homogène se trouvent, outre des plaques épithéliales, des
corpuscules muqueux, des bactéries, des masses de
spores ronds et ovales d'une longueur de 0^m,0033-

0,0055 ^{m} et d'une largeur de 0,0033-0044 ^{m} en moyenne, à contours simples, fortement réfringents, sans vacuoles ni noyaux à l'intérieur. Même structure et même ramification des fils fruitiers.

11 juillet. — Malgré l'absence, encore, de toute incommodation, on trouve, aujourd'hui, quelques rares lacis clairsemés. De modifications locales, point.

15 juillet. — A l'examen d'aujourd'hui, le mucus est gris-blanc, muqueux, homogène, acide et déjà sur l'objectif laisse voir à l'œil nu quelques plexus filaires isolés ; les carpophores consistent en filaments à ramification très-touffue et dont la structure ne présente aucune différence d'avec ceux observés jusqu'ici.

17 juillet. — La femme n'éprouve encore aucune incommodation, mais dans chacune des préparations microscopiques, à côté des éléments constitutifs du mucus normal se trouvent, çà et là, quelques fils fruitiers ou des lacis de la composition caractéristique décrite plusieurs fois déjà ; l'observation de cette personne est donc arrêtée, après que l'existence du mycôsis a été constatée, dans le cinquième essai durant huit jours, dans le dernier, au moins neuf jours.

Comme ainsi qu'il ressort de rapprochements que j'aurai à faire plus bas, les organes génitaux, à l'état de non grossesse, sont rarement affectés de ce parasite, je cherchai, autant que me le permettaient mes matériaux, et par la transsémination de l'oïdium lactis Fr., qu'on a toujours à sa disposition, à approfondir la question, si l'essai pourrait réussir quand même ? et voici, le plus brièvement possible, le résultat :

Huitième essai.

13 juin. — A une personne de la campagne, âgée
de vingt ans, ayant servi au quatrième essai mentionné plus haut, dont le secretum est blanc-bleuâtre,
acide, normalement abondant et consiste en squames
épidermiques, en plaques épithéliales, en gouttelettes graisseuses et quelques spores isolés, le fucus
d'acide lactique, datant de huit jours, est introduit
en quantité ordinaire.

Le 15 juin, la sécrétion présente sa composition
habituelle, mais aussi une multiplication des spores
qui en partie sont enrobés dans une fine matrice ;
par contre, pas un fil fucal. Des incommodités locales,
aussi bien que tout signe objectif font défaut.

Le 19 juin, l'habitude subjective est la même ;
l'examen local, de son côté, ne donne ni hyperthermie ni rougeur, le secretum n'est ni augmenté
ni modifié d'ailleurs, ni ne montre, encore, aucune
multiplication des spores ou la présence de filaments.

Neuvième essai.

20 juin. — Aujourd'hui également, il ne se trouve
dans le mucus de cette personne que des plaques
épithéliales, des corpuscules muqueux, des granules
graisseux et des squames épidermiques, que d'ailleurs toute incommodité locale est nulle, de nouveau,
et en quantité un peu plus grande le fucus de l'acide
lactique est porté jusqu'à la voûte vaginale.

23 juin. — La jeune fille n'accuse aucune incommodité subjective, et l'inspection locale ne donne ni élévation thermométrique, ni aucune altération de la muqueuse. Dans la sécrétion les spores paraissent être un peu plus nombreux, mais il n'y a, comme jusqu'ici, ni un sporange ni un fil de fucus; suspension de l'essai.

Dixième essai.

20 août. — L'expérience suivante a eu lieu sur une femme mariée à qui, pendant sa grossesse écoulée il y a cinq mois, j'avais transmis avec succès l'oïdium lactis Fr., et qui actuellement souffrait d'une légère endométrite et d'une colpite catarrhale. Le jour de l'inoculation, elle ne se plaignit ni d'une incommodité locale ni n'avait remarqué, soit pendant ses couches, soit après, de troubles dans la sécrétion urinaire ou d'autres fonctions quelconques ; elle allaitait son enfant elle-même.

La sécrétion des parties génitales était modérée, fortement acide, gris-blanche, colleuse jusqu'à consistance muqueuse, homogène et consistait en plaques épithéliales, corpuscules muqueux, quelques spores isolés de forme ronde ou ovale, quelques détritus ; température du vagin normale ; pas de rougeur ; à la bouche utérine, cicatrices de déchirures anciennes.

Introduction, dans le vagin, d'un fucus d'acide lactique datant de six jours.

24 août. — Il n'est pas survenu d'incommodité, et

l'examen du mucus de donne plus, outre le résultat
d'hier, que çà et là quelques spores d'oïdium lactis
Fr., mais nulle part un sporange ou un filament de
fucus.

23 août. — Même résultat que le 21 août, même
aussi que le 29, de sorte que l'insuccès de la tentative
est hors de doute.

Quatre essais avec le Penicillium glaucum.

Les essais qui vont suivre furent provoqués par
la question soulevée par d'autres observateurs sur
le rapport qui existe entre l'oïdium albicans de
Robin; et tout les fucus de moisissure répandus
partout.

Onzième essai.

13 mars. — La femme enceinte à qui j'avais
transmis dans le temps, et avec succès, le fucus
vaginal, n'a éprouvé ni aujourd'hui ni dans les dernières semaines, ni prurit ni ardeur des organes
génitaux externes, la rougeur du vagin est à peine
sensible, à 37,84°; le col utérin bleuâtre, la sécrétion
muqueuse quelque peu augmentée. Le mucus adhérent aux petites lèvres est mince, homogène, acide,
celui qui tapisse le vagin même, par contre, gris-
blanc, abondant, muqueux, presque colleux, et
consiste en plaques épithéliales en partie déjà décom-
posées, en corpuscules musqueux, quelques spores
isolés très-rares et quelques détritus.

Au moyen d'un cure-oreille on porte sur la paroi extérieure du vagin le penicillium glaucum d'une tranche de citron.

26 mars. — Jusqu'ici, ni ardeur ni aucune autre incommodité ; la coloration de la muqueuse n'est pas changée, la température à 37,9° ; le mucus est acide, gris-blanc, muqueux et composé de plaques épithéliales en partie tombant en dissolution, et de corpuscules muqueux.

Introduction, dans le vagin, d'un nouveau penicillium glaucum du même citron.

31 mars. — Aujourd'hui encore, la patiente déclare être exempte de toute incommodité locale, et dans le secretum ni sur les parois vaginales, pas traces de fucus.

Douzième essai.

7 avril. — Jusqu'à ce jour, il n'est survenu aucune modification dans l'habitude de la femme objet de l'essai précédent ; même constance dans la nature de la muqueuse génitale, température à 37,8° ; le secretum est acide, abondant, contient des plaques épithéliales, des corpuscules muqueux, quelques spores et un peu de détritus.

La tranche de citron qui m'avait fourni le penicillium glaucum du précédent essai datant de plusieurs semaines, c'est peut-être à l'élément même de la transmission qu'on pourrait en attribuer l'insuccès, bien qu'un navet noir que j'avais saupoudré des mêmes spores se fût recouvert, en peu de jours,

d'une couche épaisse de moisissure, et qu'en outre
les spores de ce fucus aient conservé bien plus longtemps leur faculté germinative. De même je ne
voudrais mettre l'insuccès de mes tentatives à la
charge de l'élévation de la température à environ
0,5°, vu que, d'après les recherches de Pasteur (1),
le penicillium glaucum, dans un milieu approprié,
ne perde sa faculté de germer que vers 127-132°;
malgré cela je choisis pour cette insémination précisément les pinceaux sporiques de ce même navet
noir , après m'être préalablement convaincu de
l'absence de tout autre parasite, et particulièrement
du napicine.

9 avril. — Je revis la femme deux jours après;
aujourd'hui encore, elle ne se plaint de rien; l'examen
local ne donne une modification ni de la muqueuse
ni du sécrétum.

12 avril. — Dans le mucus examiné aujourd'hui,
se trouve, snr plusieurs préparations, un seul blastocyste de 0,0099 ^{m} de longueur et de 0,0011 ^{m} de
largeur, le spore lui-même ayant un diamètre de
0,0022 ^{m} ; dans ce dernier, ni un grossissement de
1500 ^{m} ni l'addition d'acide acétique ne décèlent un
noyau.

18 avril. — Ni incommodité ni modification de la
muqueuse ou du secretum, qui est assez abondant,
muqueux, acide, gris-blanc et contient des écailles
épidermiques, des corpuscules muqueux, des spores

---

(1) Chez de Bary, l., c., p. 210.

très-clairsemés, quelques bactéries isolés et un peu de détritus, mais pas un seul fil fucal.

Treizième essai.

26 août. — Mon essai suivant avec le même fungus, emprunté à des coquilles de noix, eut lieu sur une femme mariée non enceinte et à qui j'avais vainement cherché à inoculer l'oïdium lactis Fr. auparavant déjà. La sécrétion, préalablement examinée à plusieurs reprises, était gris-blanche, muqueuse, acide et composée de plaques épithéliales, de corpuscules muqusux, de Bacterium Termo et de quelques spores isolés ; l'examen local ne montrait aucune affection.

Le lendemain, 27 août, j'y trouvai bien quelques spores isolés, mais pas un fil ; le 30 août, même résultat ; de même le 30 septembre, où considérant le résultat de mon essai comme négatif, je m'en tins là.

Quatorzième essai.

27 juillet. — Le penicille glauque fut également transmis à la jeune fille non mariée, parfaitement vierge, dont la sécrétion muqueuse ne contenait que très-peu de corpuscules muqueux, tandis que la muqueuse génitale n'offrait rien d'anormal.

Le 30 juillet, il ne se présentait ni incommodité subjective, ni altération de la muqueuse vaginale ou de sa sécrétion, aussi peu que le 2 août, sauf une légère augmentation dans le nombre des spores, de sorte que j'arrêtai là mon expérience.

Deux essais avec l'Aspergillus glaucus.

La présence de ce fungus dans l'organe auditif externe et dans les poumons, ainsi que l'avis de Friedreich mentionné dans la partie historique, me déterminèrent à semer l'aspergillus glaucus également sur les organes génitaux féminins.

Quinzième essai.

8 mai. — Une femme enceinte, que j'avais d'abord examinée deux fois sans rien trouver dans son mucus qui fût pathologique, montre aujourd'hui une muqueuse pâle, à 37,3°, à travers laquelle paraissent de nombreuses veines, ainsi qu'un mucus modérément abondant, acide et consistant en épithéliums plats, en corpuscules muqueux, quelques bactères isolés, en spores plus rares encore. Implantation, sur la paroi intérieure du vagin de cette femme, d'un gazon d'aspergille glauque qui s'était développé sur un fruit.

9 mai. — Pas de prurit ou d'ardeur, pas de changement dans la muqueuse génitale, dont la température est, aujourd'hui, de 37,60°, et la sécrétion gris-blanche, muqueuse, acide et montre des épithéliums plats, des corpuscules muqueux, de nombreux spores décolorés et quelques fragments filamenteux de l'aspergillus glaucus.

10 mai. — Même état des choses ; dans le mucus

il ne se trouve pas, aujourd'hui, de filaments, mais encore quelques spores disséminés.

12 mai. — Même résultat.

24 mai. — Dans le mucus, il n'y a même plus de spores ; pour tout le reste, rien de changé.

28 mai. — L'examen microscopique de nombreuses préparations pour l'examen du mucus ne laisse voir nulle part un parasite, et l'expérience est interrompue.

Seizième essai.

29 juin. — Une femme non enceinte, affectée d'un prolapsus modéré des parois extérieure et postérieure du vagin et d'une hypertrophie papillaire de l'urèthre, présente une sécrétion acide, gris-blanche, muqueuse et, dans sa masse, des épithéliums plats, des corpuscules muqueux et quelques bactères isolés; l'aspergillus glaucus est porté sur la paroi extérieure du vagin.

3 juillet. — Aucun changement de l'état subjectif ou de l'état local; la sécrétion est acide, gris-blanche, muqueuse et composée seulement d'épithéliums plats, de corpuscules muqueux, de bactères isolés et de quelque détritus.

Un essai avec le Microsporum furfur.

Dix-septième essai.

8 mai, — Une personne examinée par moi à plusieurs reprises, se trouvant au cinquième mois

de sa grossesse, a montré aujourd'hui un vagin normalement coloré, à la température de 37,6° et un sécrétum assez abondant, colleux, d'une couleur homogène gris-blanche, sa réaction acide et composée d'épithéliums plats, de corpuscules muqueux, de spores isolés et de quelques détritus ; après avoir constaté microscopiquement la présence, sur la plaque épidermique brune, empruntée quelques heures auparavant à la peau d'une autre femme, du microsporum furfur, j'en porte plusieurs d'environ un centimètre carré sur le vagin.

10 mai. — La femme n'accuse aucune incommodation, et l'examen local, de son côté, ne montre aucune modification ; la sécrétion est gris-blanche, muqueuse, acide, en quantité identique à la précédente et consiste en squamules épidermiques, en plaques épithéliales, en corpuscules muqueux, quelques détritus et des spores isolés.

11 mai. — Pas de changement, de même le 12 juin, où la température du vagin, ayant pu être mesurée, a donné 37,54°.

13 mai. — Dans l'après-dînée d'hier, la malade a éprouvé quelque ardeur causée, ainsi que l'indique l'examen local, par l'excoriation de la face interne des cuisses, provoquée elle-même par des mouvements répétés dans la chaude heure de midi ; toutes deux disparaissent sans intervention aucune. La sécrétion de ce jour est à peine augmentée, gris-blanche, acide et composée d'épithéliums plats, de corpuscules muqueux isolés, de spores, de quelque détritus et de Bacterium Termo.

14 mai. — Aujourd'hui, c'est-à-dire sept jours

après l'insémination du microspermum furfur, rien d'anormal à constater, ni dans la sécrétion, ni quoi que ce soit; l'observation est interrompue.

Mon plan était originairement de transmettre encore quelques autres algues sur des organes génitaux féminins, mais les progrès de mes expériences cliniques m'ont confirmé de plus en plus dans la conviction que peu d'espèces parasitaires seulement élisent domicile sur la muqueuse génitale des femmes, aussi peu que sur d'autres parties du corps humain et sur les divers organes d'une plante; qu'enfin il est préférable de ne les poursuivre qu'en grand nombre et dans les conditions les moins variables possible.

Dans l'observation suivante je communique le peu d'essais pratiqués avec d'autres algues :

Un essai avec la Bothrite cendrée.

Dix-huitième essai.

En automne 1868 est introduite, dans l'orifice vaginal d'une femme enceinte, l'algue recueillie sur les vignes. Jusque-là l'état local de cette femme avait été irréprochable; il y avait une sécrétion modérée de nature muqueuse et composée de plaques épithéliales, de corpuscules muqueux et de quelques spores clairsemés. D'incommodations, ce jour ni les jours suivants, pas plus qu'un développement de mycélium, bien que des examens régulièrement établis m'aient fait constater encore des spores isolés et, une fois même, un blastocyste.

Deux essais avec le Mucor-Mucedo.

Dix-neuvième essai.

Sur la muqueuse vaginale de la même femme est
porté, le 4 novembre 1861, le mucor-mucedo de
Friedreich ; la sécrétion du même jour était copieuee,
muqueuse, acide, blanche, homogène et composée
d'épithéliums plats, de corpuscules muqueux, d'un
nombre modéré de spores et de fils de Leptothrix ; la
muqueuse vaginale montrait la température normale,
une coloration régulière, point d'érosion de la bouche
utérine ; du col utérin, dont la muqueuse, aux lèvres
utérines, paraissait à peine tuméfiée, on ne voit
prédominer aucun bouchon muqueux.

Le 5 novembre, il n'était survenu aucune incommodité ; dans la sécrétion, dont la nature n'avait pas
changé, se trouvaient des plaques épithéliales, des
corpuscules muqueux, peu de spores et, çà et là, un
fragment filamenteux. Même résultat le 8 et le 10 du
même mois, où l'examen de la sécrétion de la muqueuse génitale ne donne pas un seul fil, en faisant
rester là l'observation.

Vingtième essai.

Le 1er octobre 1869, à la jeune fille citée déjà à
plusieurs reprises et dans les parties génitales saines
de qui l'oïdium albicans de Robin, ainsi que le
penicillium glaucum avaient été semés sans succès,

je transmis du mucor-mucedo fortement mélangé de penicillium glaucum.

Je revis la personne le 6 et le 10 du même mois, mais ne pus constater une altération ni de l'habitude subjective ni du produit de la sécrétion.

Un essai avec le Mucor Steinhofer.

Vingt-unième essai.

Dans le vagin de la même femme à qui j'avais tenté vainement de transmettre la botryte cendrée et le mucor-mucedo, le 19 novembre 1867, fut porté un mucor-mucedo qui s'était développé en grande quantité à l'intérieur d'une noix et qui s'était mêlé de pénicille glauque. Le même jour la sécrétion, modérément abondante, acide, gris-blanche, muqueuse, se composait d'épitéliums plats, de corpuscules muqueux, de bactérium termo et de fort peu de spores. En enlevant le mucor-mucedo de l'intérieur de la coquille de noix, on n'avait pu éviter d'entraîner en même temps le pénicille.

Le jour suivant, la malade n'éprouva aucune incommodité, de leur côté l'examen local et celui du mucus n'offraient rien de nouveau.

Je visitai la femme et sa sécrétion à plusieurs reprises les jours suivants, sans pouvoir constater le développement d'une algue.

Or, si nous passons en revue tous les essais qui précèdent, de prime-abord, nous somme frappés de la facilité avec laquelle des spores introduits dans les organes sexuels y restent adhérents, ce qui concorde parfaitement avec l'observation citée plus haut et presque régulière, de germes algueux dans le mucus de toute femme ; par contre c'est exceptionnellement et durant 48 heures seulement que des fils ou des mycèles se sont laissés constater après leur transmission.

Le succès positif qui se présente tout d'abord *(deuxième essai)* est celui de la transmission de l'algue vaginale d'une femme sur une autre dont la muqueuse génitale s'était trouvée à l'état physiologique et n'a passé à un léger degré d'inflammation que sous l'influence du parasite. Aussi devons-nous ajouter à ce fait une importance toute particulière, vu qu'il confirme, une fois de plus, cette observation qui tous les jours se multiplie davantage et qui est constaté pour la plupart des plantes,— à savoir que le parasite végétal n'est pas le fruit, mais bien la cause des altérations morbides. A l'égard d'une question, tout aussi importante, à savoir si la transmission de l'algue réussit également sur une personne saine et non enceinte, je n'ai pu recueillir d'observations concluantes, parce que, dans le choix des matériaux à semer, j'ai usé d'une grande prudence, et que les occasions en ont été très-restreintes.

J'ai été plus heureux dans mes transmissions du muguet, quoiqu'en aucune façon le nombre n'en puisse être considéré comme suffisant ; la transmission de l'algue a réussi sur une femme enceinte pourvue d'une sécrétion quelque peu augmentée *(troisième essai)* ; une fois, par contre *(quatrième essai)*, sur une personne dont les parties génitales étaient vierges et chez qui la sécrétion muqueuse faisait défaut.

L'objection qu'on peut opposer à la valeur démonstrative des quatre premiers essais, à savoir qu'à la matière inséminée se trouvait mélangée aussi des corpuscules muqueux ou de micrococcus, tombe pour ceux-là en vertu du fait même que, malgré cela, le résultat a été négatif et de plus a prouvé que le substratum favorable au succès d'une expérience doit persister à la transmission.

Dans les essais suivants (5-21), à l'exception d'un seul (17), l'algue a été transmise, mêlée, cela va de soi, à d'autres spores qui à côté de lui et en dehors du corps humain, n'avaient atteint que rarement *(essai* 20-21) un certain degré de développement, mais pouvaient peut-être, par contre, trouver dans les organes génitaux un terrain plus propice pour leur accroissement que l'algue développée. Aussi ne peut-on conclure, de l'essai positif avec l'oïdium lactis de Friedreich, que ceci : c'est que ses propres spores ou ceux qui s'y trouvent régulièrement mêlés, sont susceptibles de se développer dans ces organes ; mais il est important aussi de se rappeler que cette algue également n'a pu être semée avec succès que sur une femme enceinte, tandis qu'elle n'a pas commencé à germer sur les organes génitaux d'une jeune fille et d'une femme mariée.

Tous les autres essais (11-21) avec le pénicillium glaucum, l'aspergillus glaucus, le microsporon furfur, la botrytis cinerea, le mucor-mucedo et le mucor-stolonifer ont eu un résultat négatif; un plastocyste qui a été observé deux ou trois jours seulement après l'insémination, mais n'est pas parvenu au développement d'un mycosis, ne prouve qu'une chose, — c'est que tous les germes semés avec le parasite n'avaient pas trouvé dans ces organes les conditions de leur accroissement.

Des inoculations à résultats définitifs, il n'est jamais sorti qu'un mycelium portant des fils fruitiers richement ramifiés et parfaitement identiques à ceux de l'algue vaginale; des sporanges n'ont même pas mûri après la durée huit fois hebdomadaire d'une expérience, et c'est là une issue en harmonie avec la définition, par Hallier, des formes d'oïdium et avec l'expérience clinique, selon lesquelles les organes génitaux de la femme ne constituent pas, en général, un terrain favorable à une végétation luxuriante de plantes (parasitaires). Aussi n'ai-je pas prolongé mes essais ultérieurs également au-delà de quinze jours.

Vu le manque d'organes de reproduction sexuelle ou de modes caractéristiques de copulation, peut-être serait-il téméraire de conclure, du développement après la transsémination d'organes de reproduction insexués qui ordinairement répondaient à ceux qu'on trouve dans le vagin, de conclure, dis-je, à une identité; si d'autre part on considère la force de résistance qu'opposent les organes sexuels féminins à l'invasion des algues même les plus répandus et la presque complète coïncidence, au point de vue de sa composition, du terrain où s'est faite la transmission avec celui où d'ailleurs se développent le muguet et l'oïdium lactis, — l'humidité, l'air et la température déterminent des différences essentielles ; — que si enfin, nous tenons compte des qualités cliniques et des effets produits, nous semblerons autorisés, il est vrai, à admettre l'identité de l'algue vaginale non-seulement avec le muguet de la cavité buccale, mais avec l'oïdium du lait, et à attribuer les différences morphologiques des fils fruitiers observés d'ailleurs aux variations de l'humidité, de l'air et de la température.

Après que, par ce qui précède, j'ai essayé de déterminer la position de l'algue des organes génitaux féminins, il est une question qui a besoin d'être examinée de plus près, à savoir quel degré de développement cette algue peut atteindre dans les tissus de son hôte, c'est-à-dire s'il ne fait que ramper sur et parmi les cellules épithéliales plates et sur leurs stomates, ou s'il les perfore pour arriver enfin dans le vagin lui-même et dans les tissus sous-jacents? Des recherches anatomo-pathologiques pour la solution de ces éventualités n'existent pas, et chez les sujets vivants, sur qui cette solution restera toujours incomplète, L. Mayer seul veut avoir constaté l'irruption des filaments algueux dans les épithéliums. Chez les algues qui, au contraire, habitent des plantes, la possibilité des deux effets est notoire, et sur d'autres parties du corps l'oïdium albicans aussi a été poursuivi jusque dans l'intérieur des tissus ;

ainsi Virchow (1) a vu le muguet pénétrer dans le
tissu submuqueux de l'œsophage, Zaleski (2) dans la
muqueuse stomacale , Wagner (3) même a trouvé
des filaments isolés dans l'intérieur des parois vas-
culaires, Buhl (4) au sein des vaisseaux chylifères,
et j'ai, pour cette raison surtout, tenté sur des animaux des essais de transmission.

Si tout d'abord on considère les filaments algueux
du sécrétum, adhérant en foule aux épithéliums ou
recouverts par des corpuscules muqueux, des trichomonades, etc.; au début, il est difficile et même
impossible d'en reconnaître exactement les rapports
respectifs; si cependant, par l'addition copieuse et
continue d'eau, l'on produit un courant liquide plus
fort et qu'on puisse soutenir également par une pression sur le verre recouvreur au moyen d'une aiguille,
on verra tantôt soudainement, tantôt peu à peu, les
plaques épithéliales se séparer progressivement des
fils qui, finalement, ne sont plus entourés que de
quelques-unes. Celles-ci aussi sont seulement super-
posées aux filaments des algues, ainsi qu'on peut s'en
convaincre par un déplacement du foyer; pour ma
part, du moins, jamais je n'ai vu d'une façon vraiment péremptoire les fils germinaux faire irruption,

---

(1) Handbuch der speziellen Pathologie et Therapie, Bd. I.
Erlangen. 1854. (Manuel...)

(2) Virchow's Archiv für pathol. Anatomie Bd. XXXI, p. 425.

(3) Lehrbuch für Kinderheilhunde. (Annuaire de Paediatri-
que). Neue Folge, 1868, p. 50. (Nouvelle série).

(4) Centralblatt für die medicini silen Wissenschaften, 1861.
Berlin, n° 1, p. 3. (Feuille centrale pour les sciences médicales).

tandis que, d'un autre côté aussi, je n'ai pu me former en général un jugement précis. Quant à des bouches de succion, je n'en ai jamais observé sur les fils myceliens.

Mais la séparation des petits gazons algueux d'avec leur champ de couche est, ainsi que déjà l'ont vu quelques observateurs plus anciens, suivie d'une goutte de sang, provenant soit du tiraillement de la muqueuse hyperhémiée, soit d'une implantation plus profonde des parasites. Afin de tirer la chose au clair, je choisis pour sujets d'expérience des lapins; mais je dois dire d'abord que, dans leurs organes génitaux, outre le crypto coccus guttulatus de Robin, fourvoyé là par hasard et mentionné dans un chapitre précédent, je n'ai jamais trouvé de parasites propres, quoique j'aie expérimenté sur au moins une centaine de ces animaux, d'âges divers, pleins ou malades. Winckel, déjà, comme je l'ai indiqué dans le précis historique, a essayé deux fois de transmettre le parasite d'une femme enceinte à des lapins sans en constater le développement sur un seul de ses sujets, qui n'ont présenté qu'une rubéfection de la muqueuse vaginale. Chacun de mes propres essais, au nombre de vingt-deux en tout, était précédé d'une observation des animaux pendant plusieurs jours, d'une thermométrie répétée chaque jour deux fois, du pesage et de l'examen de la sécrétion; alors seulement, et l'animal étant fixé, comme d'habitude, au moyen d'un cure-oreille ou d'une grosse seringue, les algues étaient introduites dans le vagin lentement, à une hauteur de 4-8,0 cen., et les patientes maintenues quelques minutes encore en aspiration,

ayant l'habitude, aussitôt qu'elles sont déliées, de
chercher à expulser, par une pression abdominale,
toute substance introduite dans leurs organes génitaux. Outre l'oïdium albicans de la femme, je choisis
encore le penicillium glaucum, mais sans rien obtenir de tous mes essais que des résultats négatifs,
ressortant d'une observation poursuivie entre 8-14
jours et de la nécropsie des sujets.

Dans le cours de mes expériences, j'ai bien trouvé
à plusieurs reprises une légère élévation thermométrique de 0,5° cent.; mais une augmentation de
température si minime et d'ailleurs si passagère est
insignifiante, et c'est même plutôt la normale du
soir, ainsi que j'ai pu m'en convaincre par des mensurations que j'en ai faites dans plus de 1,500 examens. Tout aussi insignifiant est l'érythême de la
muqueuse vaginale trouvé par Winckel, vu qu'au
contraire c'est une exception que l'absence de tache-
tures rouges ou de suffusions sanguines dans la
moitié extérieure du vagin chez de ces animaux
enfermés ensemble avec des mâles, ou qui déjà ont
mis bas. Mais ce n'est pas seulement chez des animaux complètement adultes, mais chez des petits
âgés de quelques semaines et dont les organes génitaux, par conséquent, n'avaient pas été exposés encore
aux causes que je viens de citer, ni maltraités par des
manœuvres thermométriques , l'introduction d'instruments, etc., que j'ai trouvé cette maculation rouge
de la moitié extérieure du vagin à différentes reprises , et je crois la mention de ce fait d'autant plus
nécessaire qu'on penche bien plus, chez des animaux
si jeunes, à y voir précisément la suite des explora-

tions. Comme les phénomènes inflammatoires super-
ficiels concernent presque exclusivement la moitié
antérieure du vagin jusqu'au méat uréthral, il faut,
à moins qu'ils ne s'expliquent par des influences
traumatiques, les attribuer à la nature de l'urine qui
les baigne.

Outre le lapin, j'ai encore examiné quelques autres
espèces, afin d'y poursuivre les recherches qui
avaient échoué chez celui-là, et c'est ainsi que j'ai
trouvé trois fois, chez des cochons d'Inde (au nombre
de 20), quelques spores isolés, mais jamais un seul
filament d'algue ou un parasite animal, bien que là
aussi, j'aie choisi aussi bien des sujets jeunes que des
vieux, en état de gestation ou d'affection catarrhale.
Je dois mentionner aussi que dans la sécrétion de
ces animaux, à un grossissement déjà de 250/1, l'on
trouve de fort belles cellules à piquants, auxquelles
il manque parfois quelques uns de ces prolongements,
de sorte qu'une observation superficielle peut donner
l'impression d'infusoires.

Chez les chats, je n'ai jamais trouvé un parasite,
mais plusieurs fois, par contre, des faisceaux de filaments rappelant la leptothrix, mais n'étant autre
chose que des fils séminaux dépourvus de leurs têtes;
dans le voinage de ces filaments séparés et différents
par leur forme aussi de la leptothrix, on trouve également et toujours des fils séminaux bien conservés
et en partie mobiles encore. J'ai pu, à plusieurs
reprises, observer également ce fait chez des femmes.

Chez les jeunes chiennes, les organes génitaux
sont à peine humectés et, — aussi loin que vont mes
recherches, — libres de parasites; chez de ces ani-

maux plus âgés le vagin se relâche bientôt, s'élargit,
et la muqueuse en revêt peu à peu un caractère épi-
dermoïdal, ce par quoi, ainsi que par les saillies fréquentes auxquelles sont exposés ces animaux vaguant
en liberté, je m'explique l'absence de parasites, quoique fort souvent la vulve soit complètement béante
et en favorise singulièrement l'invasion.

Chez la ratte blanche commune, deux fois j'ai
trouvé des spores ronds, isolés, mais jamais un parasite développé.

Après avoir, pour les observations précédentes et à
résultat si négatif, mis sans fruit à mort un nombre
incalculable d'animaux, je m'en tins là, ne doutant
pas néanmoins que, en multipliant ces recherches,
on ne puisse trouver quand même, par ci par là,
quelque parasite développé ; c'est pour la même
raison que les essais de transmission des parasites
humains si répandus, que j'avais projetés d'abord,
n'ont pas eu lieu.

Avant de reprendre mes recherches sur l'homme,
j'en veux, en quelques mots, indiquer quelques-unes
relatives aux organes génitaux de pigeons et de
poules.

L'oviducte des oiseaux débouche, comme on sait,
sur le cloaque commun au canal intestinal, mais,
chez les petits oiseaux chanteurs que j'ai pu me procurer est, en dehors de leur saison de couvée, si peu
développé, qu'à peine réussit-on à l'ouvrir avec les
ciseaux et moins encore à obtenir une quantité de
sécrétion suffisante pour des préparations microscopiques ; chez les pigeons que je n'ai observé qu'en
dehors de la couvée, il y a des dimensions fort res--

treintes et ne montre sur la surface muqueuse çà et
là que des spores isolés qui d'ailleurs ne sont pas
caractéristiques.

D'algue filaire développé ou de parasite animal,
qui peut-être eût pu pénétrer là depuis le cloaque,
sur vingt sujets, je n'en ai pas vu trace.

Mis en éveil par les spores trouvés dans les oviductes, et dans l'espoir d'y trouver des algues, j'ai
examiné environ cinquante œufs de pigeons, sans
obtenir jamais, chez les œufs tous frais et pondus
de quelques jours seulement, qu'un résultat négatif;
des œufs plus vieux, conservés pendant un jusqu'à
six mois, quelques-uns toujours, d'un mois à l'autre,
prenaient la coloration gris de plomb qu'on connaît
et montraient dans une coque calcaire, cassante, un
contenu de couleur indéfinie et sentant l'acide sulf-
hydrique.

La peau qui tapisse l'intérieur de la coque présentait, chez plusieurs, un enduit plat de couleur blanche, se composant, *une* fois seulement, de spores
arrondis, ovales et spiriformes, d'une longueur de
0,0022-0,0033^m, et d'une largeur de 0,0011-0,0022^m
en moyenne, et dont une partie contenait un noyau ;
dans les *autres* cas, cet enduit blanc, pulvérulent,
assez homogène, consistait en une couche de bactéries
qu'une solution aqueuse d'iode colorait en jaune et
qui, montrant en partie des filaments avec de fins
noyaux, — à part le manque de rigidité qui distingue
la leptothrix vaginale (*fig.* 66), — concordaient avec
cette dernière.

Chez des poules couveuses, dans les œufs desquelles la présence éventuelle d'algues est notoire

depuis assez longtemps déjà, j'ai trouvé régulièrement dans leur oviducte (1) quelques spores isolés,
de forme ovale, mais jamais une algue filaire qui
ressemblât à celle qu'on observe dans les œufs.

Par ces données, nous sommes bien autorisés à
admettre que, dans les organes sexuels des mammi-
fères et des oiseaux, des parasites développés se
trouvent plus rarement que chez l'homme, et que
l'espoir d'Eberth (2) qui pensait y en trouver, se trouve
déçu.

c) SYMPTOMATOLOGIE.

Les observations que les auteurs anciens nous ont
communiquées sur l'oïdium albicans des organes génitaux féminins nous ont fourni les phénomènes d'une
maladie qui s'est vue à divers intervalles, et cela
accompagnée de complications variées, — nulle part,
par contre, un tableau nosologique qui pût servir de
type : il ne peut d'ailleurs s'obtenir que par des
expériences de transsémination. De mes essais précédemment communiqués, il ressort que le premier

---

(1) Chez un de ces animaux, j'ai trouvé une anomalie non
décrite encore jusqu'ici, c'est-à-dire à côté de l'oviducte gauche
très-développé, un oviducte droit qui ne l'était guère moins,
et l'ai soumise, le 14 décembre 1869, à la Société obstétricale
de cette ville ; quant à des maladies de cet organe (outre ce cas
tératologique), j'en ai observé deux fois.

(2) Virchow's Archiv fur pathol. Anatomie. Bd 13. 1858,
Berlin, p 322.

signe par lequel se manifeste le développement des algues, consiste en une sensation de chaleur intérieure, signe qui mérite d'ailleurs une considération particulière pour la preuve qu'il fournit de ce que les spores transmis n'ont pas besoin d'un état de repos marqué, mais commencent à germer aussitôt que dans les organes sexuels, ils ont trouvé un terrain approprié. Une hyperthermie modérée d'environ 0,5-0,8° c. est la manifestation immédiatement perceptible du fait.

Je n'ai pu faire de thermométrie chez les malades, mais je me rappelle avoir trouvé, chez quelques-unes, le vagin chaud mais modérément, et n'attribuerai d'ailleurs à une constatation positive qu'une valeur très-conditionnelle, des données certaines sur la durée du mycôsis m'ayant manqué, et les complications ayant souvent influé sur la hauteur de la température.

Un second symptôme par lequel des femmes même les moins attentives reconnaissent la maladie, c'est une sensation de prurit et d'ardeur des organes génitaux externes, s'annonçant brusquement et la nuit surtout, sensible surtout après la miction, et quelquefois aussi à propos du moindre déplacement des surfaces muqueuses pendant la marche, l'exploration, le coït, jetant les malades dans l'inquiétude. les réveillant même assez souvent de leur sommeil. Chez un certain nombre de personnes, ce symptôme subjectif est très-peu marqué, manque même absolument, ainsi que l'a fait observer avec raison Winckel qui, sans doute, s'est laissé déterminer par là même à donner au mycôsis en général une médiocre valeur. Sur les 28 malades dont je possède des notes exactes, fort peu se sont plaintes spontanément d'ardeur et de prurit après miction ou indépendamment de cet acte ; 21 en tout ont accusé ces incommodités, étant questionnées, mais pour la plupart les plaçaient après celles déterminées par la grossesse ou l'affection utérine ; enfin, questionnées là-dessus à plusieurs reprises, elles déclarèrent nettement n'avoir jamais éprouvé ces syptômes.

La femme à qui j'avais transmis l'algue vaginale artificiellement, dans la nuit du 9 au 10e jour après l'inoculation, fut prise de prurit et d'ardeur très-intenses qui cessèrent quelques jours après et sans cause appréciable et revinrent plusieurs fois spontanément, mais de moins en moins forts ; l'insémination, moins fructueuse de l'oïdium albicans et de l'oïdium lactis ne provoque aucune incommodité.

Aussi contradictoire que les plaintes des malades, est le résultat local : Hartin et L. Mayer ont trouvé une forte rougeur de la muqueuse chez la plupart des malades, Winckel chez quelques-unes seulement ; moi-même ai pu constater dix-sept fois une rougeur intense de la muqueuse des petites lèvres jusqu'à la bouche utérine , plusieurs fois une rougeur moins marquée, cinq fois enfin aucune dérogation aux conditions normales. Si contradictoires que soient ces données, elles n'en constituent pas moins, à mon sens, une solution fort peu forcée, — en faisant la part de l'influence des algues sur leur substratum et des autres complications qui en peuvent modifier le cours naturel.

Quoique nous ne connaissions pas la profondeur

où pouvent pénétrer les algues, des observations pratiques aussi bien que de l'examen de la sécrétion, il ressort ces faits que des couches étendues d'épithéliums plats sont disjointes d'avec leur substratum et que la muqueuse, tantôt moins, tantôt plus hyperrhémiée, est dénudée ; le plus ou moins grand nombre de nerfs sensitifs affectés dépendra donc de l'étendue de la surface lésée, de la nature de la sécrétion et de la concentration de l'urine qui baigne la plaie. C'est ainsi que s'explique le fait que la marche, les explorations, etc., amènent un tiraillement des surfaces muqueuses excoriées, particulièrement douloureuses, qu'ensuite l'accumulation du mucus pendant le repos du décubitus augmente l'irritation locale et interrompt le sommeil des femmes ; qu'enfin, comme nous allons le voir, toute inflammation aiguë qui vient s'y ajouter provoque une réaction excessive. Par contre les cas où les femmes étaient restées presque entièrement exemptes d'incommodités ou dataient de plus loin (et alors leur souvenir constatait l'existence préalable d'incommodités antérieures), ou l'inspection faisait voir une muqueuse vaginale rude, épaissie jusqu'à consistance calleuse, et par censéquent les signes de procès catarrhaux périmés ou autres.

Enfin, pour le peu d'observations où l'on ne pouvait constater aucune de ces altérations, il fallait admettre une irritabilité subjective moindre, qui, comme nous le savons, varie dans des larges limites.

Au plus haut degré atteignent, comme déjà nous l'avons indiqué, les souffrances des femmes, lorsqu'au mycôsis viennent s'ajouter des catharres infectieux ou lorsque les deux affections éclatent simultanément, ce qui, dans bien des cas, ne saurait s'assurer avec certitude. Pour ma part, j'ai observé les deux maladies parallèles sept fois : souvent alors l'exploration, l'introduction d'un spéculum sont si douloureux que les malades, dont la muqueuse a atteint au plus haut degré d'inflammation, jettent des cris et cherchent à se soustraire à ces manœuvres le plus possible, et que l'ardeur les empêche de dormir durant des semaines entières, ainsi que me l'ont raconté trois malades elles-mêmes. Lorsque de pareilles personnes se mettent en contact avec des hommes sains, ce que cependant elles évitent autant qu'elles le peuvent à cause des douleurs, ceux-ci y gagnent, comme on sait, une balanorrhagie ou une uréthrite catarrhale, mais non, comme l'admet Salisbury, à cause d'un mycôsis de ces femmes, mais bien à cause du catharre infectieux concomitant.

Aussi peut-on, d'accord avec les expériences cliniques et expérimentales, en conclure de là que le mycôsis débute par les phénomènes d'une inflammation subaiguë de la muqueuse génitale, qui ne dépasse pas un certain degré modéré et passe insensiblement à la chronicité ; certaines conditions locales peuvent notablement forcer les symptômes de cette inflammation ou, en sens inverse, les empêcher de se produire.

La sécrétion également, dans la plupart des cas, n'augmente que de peu, bien que sur ce point toutes les observations cliniques n'aient pas la même valeur, le jugement de bien des femmes sur l'origine d'un flux muqueux, n'étant pas, comme on sait, digne de

foi du tout et l'état de la muqueuse avant le début
du mycôsis nous restant généralement inconnu. Et
sur ce point encore Salisbury commet l'erreur de
mettre toutes les altérations des muqueuse utérine et
vaginale qu'il a rencontrées dans un cas avec celui-ci
dans un ressort direct et causal ; selon lui , non-
seulement des épithéliums caducs, mais encore des
épaississements squirrhoïdes de la matrice dépen-
draient exclusivement de la présence du parasite
végétal.

Dans mes transmissions expérimentales, la sécrétion a augmenté, dans l'un des cas (*deuxième essai*),
d'une façon à peine sensible, dans le suivant (*troisième essai*), si abondamment, que je me vis forcé,
pour l'enrayer , de déployer des moyens locaux ;
aussi variables ont été les résultats de mes observations cliniques , où quinze cas ont présenté une
augmentation notable, six autres , un excès peu
essentiel ; pour les dix-sept manquants des données
suffisantes me font défaut. En retranchant des quinze
personnes qui, après l'invasion du mycôsis avaient
perçu une augmentation du sécrétum, les sept en
même temps affectés de maladies vénériennes ; chez
huit seulement une augmentation notable du mucus
génital se laisserait attribuer à l'influence des parasites.

Les symptômes nosologiques indiqués jusqu'ici,
c'est-à-dire sensation de chaleur intérieure, prurit et
ardeur après la miction surtout, rougeur et hypercrinie de la muqueuse, après une durée d'un mois
diminuent progressivement et, dans la plupart des
cas, disparaissent entièrement ; le plus souvent il en

reste une rougeur modérée de la muqueuse qui, jointe à la constatation des algues, constitue la seule trace d'affections passées. Dans les cas où le mycôsis a cœxisté avec une infection catarrhale, deux, trois mois après les malades peuvent se plaindre encore de la même affection dont elles avaient négligé le début : la sécrétion alors, n'est pas gris-blanche, muqueuse comme dans les catarrhes simples du vagin, mais muco-purulente ou presque entièrement purulente, d'un jaune sâle, en partie mêlé d'air, fortement acide et contient, en outre, des trichomonades en masse et très-souvent des vibrions dont j'ai relevé plus haut déjà la concomitance en pareilles conditions.

Indépendamment des catarrhes infectieux, le mycôsis peut être accompagné de leptothrix vaginale, avec laquelle L. Mayer déjà l'a trouvée associée à plusieurs reprises; moi-même ai vu dix fois mes parasites l'un à côté de l'autre; huit fois là-dessus, il est vrai, des mycèles très-clairsemés ou tout petits, ainsi que toujours isolément des fils fruitiers ou des blastocystes en nombre très-faible, et complètement enlacés de faisceaux de leptothrix (*fig.* 13); il m'a semblé, si tant est que, comme je le crois, ou puisse tirer une conclusion quelconque d'un certain nombre d'observations microscopiques concordant entre elles, il m'a semble que le développement de l'oïdium albicans de Robin trouve presque régulièrement, dans la leptothrix vaginale, son antagoniste. Pareille influence nuisible d'une plante sur la croissance d'une autre n'est pas rare et peut non-seulement en amener l'atrophie, mais même la destruction complète; ainsi

les lianes (1), par exemple, qui serpentent d'un arbre
à l'autre, en limitent la croissance ; ainsi les innombrables mauvaises herbes qui enrayent le développement des céréales.

De même, dans la coïncidence ou l'insémination
d'algues dont l'analogie, dans les considérations
précédentes, a une valeur toute particulière, le parasite
à qui le substratum convient le mieux et qui résiste
le mieux aux agents extérieurs, exerce sur la germination d'un autre une influence tout aussi funeste :
ainsi Kühn (2), par exemple, a trouvé non-seulement
sur le même épi de blé, mais sur une seule des fleurs, à
côté de la brûlure dublé (Tilletia Caries Tul), le
seigle ergoté, quoique jamais de grandeur et de
forme normales, mais plus petit et contrefait ; ainsi
encore, comme l'enseigne l'observation journalière,
l'aspergillus glaucus et nombre d'autres algues,
lorsque le penicillium glaucum se met à se développer à côté d'eux, en sont progressivement sup-
plantés. Deux fois seulement j'ai observé dans les
organes génitaux, concurremment avec la leptothrix
vaginale, un mycelium abondant et, une autre fois,
sur la base linguale et dans l'œsophage d'un enfant
de quelques semaines, pareille trouvaille : contradiction que je n'ai pu réussir à résoudre, à moins
d'essayer plutôt, comme je le crois nécessaire, des
transséminations de l'un des parasites sur l'autre dans

---

(1) Hallier, phytopathologie. Die Krankheiten der Kulturgewachse. Leipzig, 1868, p. 216. (Malad. de pl. cultivées.)
(2) L. c., p. 55.

des conditions alternantes. Malheureusement pour l'exécution de cette hypothèse comme pour celle de bien d'autres qui dans le cours de mon travail se sont présentées à mon esprit, c'est le matériel qui a été insuffisant.

La leptothrix vaginale n'occasionnant, dans des cas purs, aucune incommodité, l'addition de quelques rares fils d'oïdium ne modifie en rien l'état des personnes affectées.

La quantité des lacis algueux chez une malade est, dans le cas de la complication mentionnée tout à l'heure, probablement la moindre, mais varie aussi chez d'autres personnes d'une façon si notable, que chez l'une, c'est à l'œil nu déjà qu'on peut trouver quelques rares lacis, chez une autre, au contraire, dont le commémoratif joint aux phénomènes locaux actuels peut en faire espérer l'apparition, ce n'est que sur la quatrième préparation ou sur d'autres suivantes qu'ils se présentent. Même par une grande étendue de mycôsis on ne trouve que rarement des masses de $0,004^{m}$, et plus rarement encore de ces amas qu'à la suite d'une maladie de quelque durée on observe dans la cavité buccale des enfants.

Au-delà de la couche extérieure de l'utérus, entre Wilkinson et Salisbury, dont l'assertion aurait besoin de preuves plus étendues, ni Virchow (1), ni L. Mayer ou Winckel n'ont pu trouver les algues, et moi-même

----

(1) Allgemeine. Pathologie, B. d. J., p. 359. (Pathologie générale...)

en des recherches réitérées n'ai jamais réussi à
démontrer, dans le mucus extrait du col utérin au
moyen d'un cure-oreille et d'un métroscope, les lacis
d'algues, bien qu'une preuve positive aussi n'aurait
qu'une valeur aléatoire ; je n'ai pu démontrer davantage la présence de filaments algueux parmi les corpuscules muqueux venant du col utérin, reconnaissables à leur forme allongée et au mucus résistant
qui les relie entre eux. Enfin, même sur les peaux
ovariennes d'une personne chez qui un jour encore
avant sa délivrance j'avais découvert un mycôsis
luxuriant du vagin, je n'ai pu en démontrer les germes. Cette restriction tranchée de l'affection aux
limites de la muqueuse, recouverte d'un mucus plus
ou moins acide, répond aux conditions confirmées à
nouveau du développement du muguet dans la cavité
buccale et infirme, au contraire, la donnée de
Hallier (1), d'après laquelle la formation d'acide
lactique ou l'alcalescence favoriseraient le développement de l'algue-muguet.

A plusieurs reprises, dans l'urine fraîchement
émise et filtrée, une fois même dans de l'urine extraite par cathétérisme, j'ai trouvé des fils d'algues
et des spores, qui, venus du vagin, continuaient de
germer en dehors du corps, et formaient là, bien
plus tôt que sur l'urine d'autres personnes, une
pellicule, la Kyesteïne de Nauche et autres ; or
comme, ainsi que des indications que je donnerai
plus bas le prouveront, l'oïdium albicans affecte plus

---

(1) Diepflanzlicken, Parasiten, p. 89.

du 10 0/0 des femmes enceintes, qui sont également bien plus souvent atteintes de bactéries et de leptothrix que celles qui ne le sont pas; cette communication plus ancienne, en effet, se base sur une observation juste, il est vrai, mais mal interprétée et surfaite.

d) ÉTIOLOGIE

Les connaissances incomplètes que nous avons sur les conditions de croissance et de reproduction, et les contradictions extraordinaires auxquelles précisément la pléomorphie a conduit, dans les derniers temps, les mycologistes, ont déterminé quelques-uns des observateurs cités plus haut à donner aux particularités qu'ont présentées tels ou tels de leurs cas, une valeur supérieure à celle que, considérées d'un point de vue plus étendu, elles possèdent réellement. On a admis surtout des rapports entre les mycosis et :

1° L'âge. Wilkinson prétend que la maladie est plus fréquente à un âge avancé que chez des personnes plus jeunes, mais ne peut fonder cette assertion que sur son unique et propre cas, qui, à l'égard de ce point de vue, constitue une exception aussi bien vis-à-vis des données des observateurs précédents, qu'en comparaison de mes rapprochements à moi; les personnes examinées par moi avaient un âge moyen d'à peine vingt-cinq ans, et les plus âgées avaient à peine atteint la trentaine écoulée.

Selon Droste (1), Trousseau aurait trouvé la mala-

---

(1) Goeschen's Deutsche Klinik. Berlin, 1854, p. 19.

die surtout chez des personnes jeunes, et nommé-
ment treize fois parmi 80 jeunes filles pensionnaires,
mais à chaque relation une constatation positive et
une description des parasites font défaut: enfin, la
donnée que les grandes lèvres aient été tuméfiées,
ferait bien plutôt conclure à une inflammation de
la muqueuse, par suite de masturbation, qu'à une
infection fortuite, ainsi que l'a presumé Reubold (1).

Indépendamment des observations plus anciennes
de Joseph Frank, d'Eisenmann, de Neumann, Vogel (2)
a trouvé dans les organes génitaux d'enfants affectés
de muguet les mêmes parasites, dont la dispersion
directe par des personnes affectées à leur garde ou
par les selles, d'après mes heureux essais de transmission dont j'ai fait mention plus haut, n'aurait rien
de frappant, pour peu, toutefois, que la muqueuse génitale se soit trouvée dans des conditions appropriées ;
moi-même ai examiné environ 22 petites filles nouveau nées, de l'âge de quelques heures à deux
semaines, sans avoir pu réobtenir ce résultat ; j'ai
inspecté ensuite le mucus de jeunes filles adolescen-
tes, qui, à l'époque de leur puberté, me consultaient
sur l'absence des règles, sans trouver chez aucune
qui fût affectée d'une maladie locale de la muqueuse, autre chose que des squammes épidermiques,
des gouttelettes de graisse à l'état libre, le bactérium

---

(1) Virckow's Aachir für pathologische anatomie. Bd. VII,
p. 76.

(2) Menle und pfeuffer's zeitschrift für rationelle Medizin,
1857, VIII, p. 317 et suiv. (Journal de H. et Pf. pour la médecine rationnelle...

termo et, conditionnellement, la leptothrix vaginale,
mais pas une seule fois l'oïdium albicans de Robin.
Mon essai de transmission de ce parasite sur une
personne saine a été, comme je l'ai dit plus haut,
suivi de succès une fois, une autre infructueux, une
troisième m'a réussi sur une femme enceinte.

2° Des attouchement mécaniques avec des mains
couvertes de farine, qui ont été indiqués à E. Martin
par sa malade comme la cause efficiente, n'ont pu
être constatés ni par Küchenmeister ni par Winckel,
et les personnes que de mon côté, j'ai régulièrement
questionnées, n'ont pas voulu me l'avouer non plus.

3° Une habitation humide a été proposée par
Küchenmeister comme cause éventuelle et vue par
L. Mayer, accompagnée deux fois de présence, sur
les murs, du penicillum glaucum; trois seulement de
mes malades me l'ont avoué, de sorte que j'ai dû con-
cevoir des doutes sur une relation intime entre ces
deux mycôses. C'est pour trancher la question qui,
dans des cas semblables, avait été soulevée, plusieurs
fois déjà même résolue, il y a peu de temps, dans le
sens de l'affirmative, par Wrede (1) qui, sur les parois de la chambre d'une malade, avait trouvé le
penicillum glaucum et l'espergillus nigricans, ainsi
que dans l'oreille, le dernier de ces parasites, que
j'ai fait les essais relatés plus haut (11-14), sur la
transmissibilité du penicillum glaucum; on se rappelle que tous les résultats ont été négatifs.

____

(1) Petersburger medicinische. Zeitschrist, XIII, 1867, p. 133
et suiv. (Journ. médic. St-Pét.. cas. 9e).

4° Pityriasis versicolor. L. Mayer, sur une femme affectée de mycôsis, a trouvé en même temps le microsporon furfur, mais n'indique pas s'il attribue au développement de celui-ci un rapport avec la coexistence de celui-là, et quels ils seraient ; mais l'on peut admettre :

a) Une coïncidence toute fortuite des deux mycôses ;

b) Une prédisposition simultanée de la peau et de la muqueuse à la même affection, ou

c) Enfin, une transmission des spores d'une région à l'autre.

Pour la complète fortuité de la coïncidence des deux affections et contre une prédisposition simultanée militent mes propres expériences, où deux ou trois fois à peine les deux mycôsis se sont présentés ensemble, tandis que j'ai vu assez souvent le pityriasis versicolor se propager même jusque sur les grandes lèvres, sans que la muqueuse des organes sensuels donnât à constater un seul fil d'algue.

La troisième hypothèse, enfin, trouve dans cette indication de Hallier (1) : « Le pityriasis versicolor est accompagné d'une algue dont il provoque même la présence et qui est identique à l'oïdium albicans », un appui, et m'a déterminé précisément à tenter l'essai de transmission (17) communiqué plus haut, resté infructueux et que malheureusement je n'ai pu renouveler.

5. De prolopsus du vagin, dans lesquels Mennig

---

(1) L. c. 75 ; de même dans Phytopathologie, p. 257.

veut avoir vu des algues, j'en ai vu et examiné
en nombre extraordinaire (80-100 au moins) sans
pouvoir confirmer les données de cet investigateur
plus d'une fois ; le développement d'une algue dans
cette affection, en général n'est admissible que sur
les marches de transition de la muqueuse tombée à
des parties normalement disposées ou sur ces dernières mêmes, qui, comme d'autres portions de
muqueuses, contient assez souvent des spores nombreux ; la portion de muqueuse retournée en dehors,
par contre, lorsqu'elle n'est pas fermée par un bour-
relet très-modéré et ne proéminant que par intervalles, — par l'asséchement et la cornification de sa
surface, qui se produisent peu à peu et vont augmentant constamment, perd toutes ses conditions
favorables au développement du parasite, ainsi que
l'attestent toutes les expériences mycologiques.

6. La diptherie des organes génitaux, qui a servi
de base à un cas de Küchenmeister, n'a été revue
ni par aucun des observateurs suivants ni par moi-
même.

7. Chez les malades affectées de *diabète sucré*, le
prurit de la vulve était connu déjà bien avant qu'on
n'ait constaté dans leurs urines la présence d'algues
qui, selon des opinions assez récentes encore, se
développeraient en dehors du corps humain, grâce
précisément à l'élément sucré de l'urine, Friedriech,
le premier, a établi l'hypothèse que non l'urine avec
son contenu sucré, mais bien que le mycôsis déterminé par elle dans le corps même puisse être la cause
de ces démangeaisons et ardeurs si intenses qui
tourmentent les malades.

Hallier aussi a fait ses observations sur les algues
des organes génitaux féminins en la personne d'une
femme atteinte de diabète sucré et donné le dessin
d'une algue qui, dans l'essence, concorde avec celle
qui s'y présente régulièrement,

Malheureusement, aux expériences des investigateurs cités, je ne puis en ajouter de propres : en tout
cas, cet élément causal ne saurait suffire que pour le
plus petit nombre des mycôsis, les six personnes
examinées par moi, n'ayant présenté aucun signe
qui pût faire présumer une proportion de sucre dans
l'urine au-dessus de la normale, mais étant bien
plutôt, pour la plupart, des servantes et femmes
vigoureuses, bien nourries. A plusieurs reprises, j'ai
analysé l'urine par le procédé Trommer, qui, selon
Kuhne, (1) confirmerait la présence du sucre par sa
proportion de 1–1 1/2 0/0, sans jamais obtenir qu'un
résultat négatif ; l'urine des femmes aussi, à qui
j'avais inséminé le mycôsis avec succès, était normale, et l'est restée, de sorte que les espérances que
Friedreich attachait à sa découverte, seraient tombées
complètement. La détermination exacte de l'algue
décrite et comparée par lui à l'aspergillus glaucus a
déjà été l'objet de doutes antérieurs ; j'ajouterai cependant, que, d'après Hallier (2), il revient au diabète,
et cela non exceptionnellement, *une* algue déterminée.

---

(1) Lebrbuch der physiologischen Chemie. Leipzig 1868,
p. 520. (Traité de ehimie physiol.)

(2) Gahrungserscheinungen. (Phènomènes de fermentation),
p. 82.

Une transmission directe d'algues par des hommes diabétiques, chez qui Friedreich les a trouvés entre le prépuce et le gland, eu égard à la rareté relative de cette maladie et à la précocité de l'impuissance, ne saurait contribuer que dans la grande minorité des cas à l'invasion des parasites chez les femmes ; d'ailleurs cinq de mes malades dataient le début des mycôsis de dix-huit semaines après le dernier rapprochement, de sorte que, pour cette raison déjà, — bien que la valeur probante ne soit pas absolue, — une relation entre cet acte et la maladie doit paraître douteuse.

Chez nos animaux domestiques, le chien, le cheval, le bœuf, le mouton, etc., il n'est pas rare que le diabète sucré se présente spontanément ou après une alimentation impropre, (1) néanmoins un développement consécutif d'algues aux organes génitaux a été décrit aussi peu chez ces animaux que chez ceux sur qui l'on a produit un diabète artificiel par la lésion du plancher de la quatrième fosse cérébrale, par l'injection d'éther, d'ammoniaque étendu, d'acide lactique, par l'empoisonnement au moyen du curare, etc., etc.

8. La grossesse, l'élément causal le plus important pour le développement du mycôsis, est, comme déjà Küchenmeister l'a indiqué hypothétiquement,

---

(1) Spinola : Pathologie und Therapie fur Thicrarzte. (Vétérinaires). 2ᵉ Aufl : Bd. II, 1863. Gerla ch. Lebrbuch der allgemeinen Therapie der Hansthière. II Aufl. 1868, Berlin. (Traité de thérapeutique génér. des

l'état de grossesse : parmi seize malades des observateurs précédents, douze. étaient enceintes ; parmi les miennes, vingt-sept étaient enceintes, onze seulement ne l'étaient pas. Mais si l'on considère que j'ai basé ce raprochement sur près de deux cents femmes enceintes et bien au-delà de mille qui ne l'étaient pas, l'on verra que la disproportion, bien assez grande déjà en faveur des femmes enceintes, augmente de plus du quintuple , et il en résulte que, sur celles-ci le mycôsis affecte 11 0/0, sur celles-là 1-2 0/0 seulement.

Si Winckel, qui, pour ses recherches, s'était servi de personnes à peu près dans les mêmes conditions sociales, en a trouvé un nombre bien inférieur au mien, je ne saurais expliquer cette inégalité déjà indiquée dans la propagation des algues, qui nécessite, dans un cas le moins du monde suspect, un plus grand nombre de préparations ; des variations procentiques minimes ne manqueront alors certainement pas, mais, d'autre part, produiront difficilement des différences aussi notables que celles de nos deux chiffres.

C'est bien en faveur de mes données que milite ce fait que, parmi les trente-une femmes enceintes de la troisième centaine, cinq se sont trouvées atteintes d'oïdium. ce qui répond à 16, 1 0/0, mais prouve aussi que, pour des données exactes, de grands chiffres seuls sont valables. Plus favorables seraient probablement les résultats qu'on obtiendrait sur le même nombre de femmes aisées que toute incommodité locale ou une sécrétion augmentée porte à réclamer les secours du médecin, et certainement, bien souvent détruisent ainsi le mycôsis en train de se développer.

Sur les deux cents femmes enceintes, j'examinai les premières cent sans choisir , dans la suite où elles s'étaient présentées pour l'admission à la clinique, et je trouvai alors le mycôsis onze fois , les cents autres étaient des malades qui furent présentées à la clinique pour quelque affection relative à la grossesse, et présentant le mycôsis onze fois également; c'était donc chaque fois la neuvième qui était affectée de cette maladie.

Si nous nous demandons pourquoi la grossesse fournit des conditions si favorables au développement des algues, les faits présents ne suffisent pas pour une réponse satisfaisante; certàines plantes, cependant, sont envahies, surtout à l'époque de leur maturité, par d'autres, telles que, selon Michal (1) le colza par le polydesmus exitiosus Kühn. Le soupçon de Küchenmeister, selon que le mycôsis affecterait de préférence les femmes enceintes, parce qu'elles étaient examinées par des médecins et des sages-femmes qui apporteraient les spores du lit d'enfants aphteux et qui, de plus, huilent leurs doigts, n'est justifié d'aucune façon. J'ai découvert la plupart des mycôsis chez des personnes admises à la clinique obstétricale, examinées, presque sans exception, toutes pour la première fois, et pourtant atteintes, en partie, depuis des mois entiers de cette affection contractée chez elles ; celle-ci, d'autre part,

____

(1) L. c. p. 43.

a manqué chez au moins cinquante femmes enceintes, présentées trois fois et plus à la clinique pour n'importe quelle maladie, examinées par des médecins qui traitaient également des enfants porteurs de muguet, la possibilité d'une transmission par les vêtements me paraît fort lointaine, et l'huilage des doigts, selon moi, serait une garantie directe.

Il est vrai que si l'on néglige d'huiler ses doigts et qu'on examine l'une après l'autre un grand nombre de femmes enceintes, qu'après chaque examen, enfin, on n'essuie pas suffisamment les doigts, une transmission des algues d'une personne à l'autre peut avoir lieu, et leur propagation être augmentée d'autant; moi-même ai trouvé, plusieurs fois, après l'examen d'une personne, atteinte de mycôsis, entre l'ongle et la pulpe du doigt quelques filaments isolés dont j'aurais pu assurément en infecter plusieurs autres. Mais cette possibilité de la propagation des algues n'en explique pas encore la génération spontanée qui, outre le diabète sucré précédemment cité n'a, en sa faveur, qu'une seule cause occasionnelle, les catarrhes infectieux. Tandis que chez un très-grand nombre, dont cinquante au moins étaient atteintes de catarrhes infectieux ou de syphilis, non enceintes, j'ai vu assez souvent la leptothrix vaginale et une fois à peine l'oïdium albicans de Robin, il se trouva parmi les femmes enceintes mycôtiques sept d'entre elles qui en même temps étaient affectées de maladies vénériennes. Les observations, par Henle, de « filaments confervoïdes » également se rapportent à des filles syphilitiques, mais la complication indiquée explique à peine le quart de la totalité des cas.

La minime proportion de sucre que Blot (1) le premier a constatée dans l'urine des femmes enceintes ne peut valoir non plus pour la génération des algues, parce que les recherches suivantes de Brücké (2), d'Iwanoff (3) et autres, ont prouvé que la présence d'une petite quantité de sucre dans toute urine est normale, et que chez les femmes enceintes la proportion n'en est augmentée d'aucune façon.

La sécrétion un peu forcée qui est propre à la grossesse et qui est moins modifiée par l'interruption du flux muqueux dans cet état que dans d'autres, pourrait avoir quelque rapport avec le développement du mycôsis; mais cette hypothèse n'est pas plus justifiée que d'autres basées sur les altérations de l'urine dans la grossesse : seules, des transséminations étendues de l'algue, en tenant un compte exact de la nature de la muqueuse, de l'urine, etc., peuvent amener des résultats positifs. Il faut admettre qu'en procédant ainsi, on arriverait à déterminer cette nature du substratum où non-seulement s'abstrangulent des conides, mais où encore se développent des sporanges.

---

(1) Gazette de Hôpitaux. 1856, p. 482 et suivantes.

(2) Wiener medicinische Wochenschrift. 1858, n°⁸ 19 et suivants. (Journal hebdomadaire de Médecine.)

(3) Beitrage zu der Frage über die Glycosurie der Schwangeren,Wochnerinnen und Saugenden. Diss. inaug. Dorpat.,1861. (Documents pour la question de la Glyc. des femmes enceintes, en couches et nourrices.....)

e) DURÉE ET MARCHE.

Des auteurs plus anciens déjà, comme L. Mayer et Winckel ont décrit des cas où le mycôsis avait subsisté plusieurs semaines et même des mois durant, et pour ma part j'y en ajoute deux autres observés par moi où la maladie existait depuis quatre mois avant que les personnes affectées ne se soient présentées à l'examen ; les algues que j'avais inséminées (*deuxième esssai*) s'étaient propagées également de plus en plus durant plusieurs semaines, lorsque leur accumulation et leur immuabilité me déterminèrent à les détruire.

D'après ces expériences, la durée végétative de ces parasites me paraît passablement illimitée, et la donnée de Wilkinson, d'ailleurs si peu convainquante, d'une constance d'un an, assez vraisemblable ; dans bien des cas cliniques cependant, où les incommodités sont peu marquées ou disparaissent complètement après un court intervalle, il sera impossible d'arriver, sur la durée des parasites, à une certitude décisive.

Le mycôsis du vagin peut trouver une limite naturelle dans :

a) Les altérations de la sécrétion ;

b) Des interventions mécaniques

A chaque augmentation d'une sécrétion originaire des organes génitaux correspond simultanément une altération de sa composition chimique, appréciable à la vue par une coloration plus ou moins modifiée du papier de tournesol. Les observations présentes prouvent que, à part les cas, compliqués de catarrhes infectieux, le mycôsis se développe le plus fréquemment lorsqu'il n'y a pas d'anomalie notable de la sécrétion. Une rubéfaction inaccoutumée du papier réactif bleu, au contraire, est produite par une forte décomposition du sécrétum, laquelle est causée par l'usage, pendant quelques mois et même pendant des années, de pessaires ; en pareil cas aussi, d'habitude la toilette régulière du vagin est irrégulièrement poursuivie, le mucus d'une fort mauvaise odeur, d'une acidité intense, d'une couleur grise-blanche, sale ou jaune-grise, et contient, parmi son détritus abondant, des épithéliums plats en voie de déchéance, des corpuscules muqueux, des bactéries, des vibrions, des faisceaux d'aiguilles de graisse et des trichomonades ; quant au mycôsis, bien que certainement j'aie très-bien examiné 80, 100 cas, malgré la complication d'une décomposition aussi considérable je n'en ai trouvé jamais et je doute fort qu'une insémination y présente des chances de succès.

Tout opposée est la manière d'être de la sécrétion dans les cancroïdes, où, à la suite de la transsudation sanieuse, elle devient peu à peu neutre et même alcaline, là aussi, je n'ai trouvé des algues qu'une fois, et, dans ce cas peu avancé d'ailleurs, la sécrétion était acide encore.

Précédemment déjà les résultats négatifs dans la sécrétion du col utérin et de la matrice elle-même ont été relevés et je puis, pour ma part, ajouter à ces expériences le fait que dans une forte endométrite catarrhale accompagnée d'hypercrinie qui rendait le muccus vaginal neutre ou alcalin, je n'ai trouvé jamais d'algues.

De plus, lors même que la qualité de la sécrétion reste intacte, son abondance quantitative peut entraver le développemeut de ces parasites eu ce que leurs germes sont expulsés avant d'avoir pu commencer à se fixer ; infructueux par la même raison serait un essai dont l'issue serait positive, si les algues étaient semés en quantité plus grande et plus haut sur la voûte du vagin.

C'est à dessein que je mentionne à la fin seulement la modification de la sécrétion qui survient pendant l'acte de l'accouchement et qui, d'après Winckel, lequel, deux fois pendant des couches, a vu disparaître les algues découverts avant la délivrance, sans intervention aucune, précisément en a déterminé l'élimination. Moi aussi, avant même d'avoir approfondi le travail de Winckel, deux fois j'ai remarqué pareille disparition des algues durant les couches, mais tout en penchant à croire que, pendant le trajet du fœtus à travers le vagin, et les organes génitaux externes, elles sont mécaniquement détachées et que la réaction alcaline des lochies surtout empêche un ancrage des germes non encore entraînés ; une troisième observation m'a confirmé la justesse de cette façon de voir. Avant, cependant, de communiquer mes propres expériences, je veux faire mention encore d'autres influences mécaniques, telles que, par exemple, l'usage d'un spéculum tubulaire très-large, qui, par l'élargissement et la tension des parois vaginales, peut amener un relâchement des algues qui y adhèrent, ce qui, dans la signification des essais, doit rester en ligne de compte.

Les observations qu'en même temps je reproduis, et le plus brièvement possible, en lieu et place d'histoires de maladies uniformes et se répétant sans cesse, sont relatives à :

1° La primipare X, enceinte depuis six mois, d'octobre 1867. A l'examen que j'en fis, le 1er juillet 1868, je trouvai chez elle une rougeur intense et une tuméfaction de tout le tube génital, des petites lèvres à la bouche utérine ; il était recouvert d'un sécrétum gris-blanc, muqueux, acide, et renfermant des plaques épithéliales, des corpuscules muqueux, des bactéries et de l'oïdium albicans en grande quantité. Du commémoratif il ressortit que cette personne, originaire de la province de Prusse, un mois après le début de sa grossesse et environ trois semaines après le dernier rapprochement, avait éprouvé à la miction des douleurs ardentes, mais n'avait pas remarqué d'augmentation dans la sécrétion. Deux ou trois mois après, durant lesquels la vivacité des incommodités avait montré des variations notables, celles-ci se perdirent peu à peu et d'elles-mêmes, sans intervention aucune.

Le 4 juillet, je constatai la présence des algues une dernière fois, puis, le 10 juillet, à midi, cette femme accouche facilement et avec rapidité d'un enfant; le 13 juillet, se trouvaient encore dans la sécrétion lochiale, à côté de corpuscules muqueux, de plaques épithéliales, de cellules caduques en dégénérescence graisseuse, des fils d'algues et des spores isolés en très-petit nombre ; le 15 juillet, enfin,

11 ·

cinq jours par conséquent après la délivrance, les algues faisaient défaut complètement.

2° Tout aussi rapidement, le mycôsis disparut chez une autre primipare, H. Q., qui avait eu ses dernières règles au commencement d'octobre 1867, et, à la visite, qui eut lieu le 8 juillet 1868, déclara n'avoir eu, depuis le départ de son futur mari, il y avait cinq mois, aucune accointance et néanmois avoir éprouvé, depuis huit à dix semaines, aux parties génitales, des douleurs et des ardeurs qui auraient un peu cédé dans les derniers temps ; sur la muqueuse enflammée et tuméfiée des petites lèvres, du vagin et du col utérin, se montrent un assez grand nombre de flocons punctiformes jusqu'à la grosseur d'une tête d'épingle, de couleur gris-blanche et ne provoquant, par leur arrachement, qu'une hémorrhagie légère, disséminée parmi le mucus acide, gris-blanc et aéré, qui est composé de plaques épithéliales, de corpuscules muqueux, de trichomonades, de vibrions et de nombreux mycèles assez petits.

Dans la soirée du 9 juillet, le lendemain par conséquent, elle accouche d'un enfant dans la première position crânienne ; le 14 et le 15, la sécrétion lochiale se trouvait libre d'algues. Quoique, dans ce cas, un jour encore avant la délivrance une quantité extraordinaire d'algues très-adhérents aient été constatés, cinq jours plus tard, on ne le pouvait plus même d'un seul fragment.

Une pluripare de vingt-cinq ans, à plusieurs examens que j'avais répétés dans les dernières semaines de sa grossesse, montra un mycôsis modérément étendu de l'entrée du vagin et de la moitié anté-

rieure de ce tube. La sécrétion, que j'avais extraite
quelques heures encore avant sa délivrance, était
d'un gris-blanc sale, muqueuse, acide, et contenait
des épithéliums plats, des corpuscules muqueux,
quelques globules sanguins isolés et des lacis d'algues. La naissance acheva son cours en quatre heures et dans la deuxième position crânienne ; de la
crevaison de la membrane allantoïde, qui coïncide
avec l'écartement complet de la bouche utérine jusqu'au passage de la tête, il s'écoula à peine trois à
cinq minutes.

Le sécrétum, soigneusement recueilli sur la muqueuse le lendemain, environ trente heures après la
naissance, était gris-rouge sale, en quantité modérée,
muqueuse, *sensiblement acide* (1), et ne contenait que
peu de corpuscules sanguins, des épithéliums plats,
en partie couverts de spores d'algues, des corpuscules en quantité notable, des bactéries, mais pas un
seul filament algueux ; de même dans les quinze
jours suivants, durant lesquels presque journelle-
ment j'ai examiné le mucus qui devenait de plus en
plus pâle, pas une fois je n'ai pu constater un seul
fil d'algue.

De l'observotion précédente, il résulte donc ce fait
que, par l'acte de l'accouchement, une guérison

L'opinion généralement admise, que la sécrétion lochiale est
alcaline, ou plutôt neutre environ jusqu'au huitième jour, ainsi
que Winckel l'indique aussi (l. c. p. 3), d'après plusieurs de
mes propres observations, dont celle-ci, est parfois susceptible
d'exceptions.

naturelle, qui, en effet, dans la plupart des cas,
arrive jusqu'à l'élimination des algues. Dans la sécrétion de cinquante autres femmes en couches que j'ai
examinées dans les premières six semaines après la
naissance, j'ai rencontré, il est vrai, assez souvent
des spores et des trichomonades isolés qui s'étaient
développés à nouveau dans la sécrétion morbide de
la muqueuse ; mais, quant à des fils d'oïdium, que,
d'après mes observations statistiques antérieures sur
la fréquence des mycosis chez des femmes enceintes,
on aurait pu s'attendre à rencontrer cinq ou six fois,
pas une fois un seul : la vieille expression de « purification hebdomadaire. » (Wochenreinigung) doit
donc à ce fait un nouveau droit d'exister, et l'on
peut dès-lors s'expliquer comme quoi une maladie
si répandue dans la grossesse, en dehors de cet état
se rencontre avec une rareté relative.

Il me parait douteux que l'autiatrique naturelle
dont je viens de parler doive être toujours complète
et constante, par cette raison que l'action mécanique de
l'accouchement, chez un enfant petit, un vagin très-
large et un travail de courte durée, peut être incomplète ; qu'ensuite la quantité des eaux peut être
médiocre ; que parfois le flux hebdomadaire peut
céder en quelques jours déjà à une sécrétion presque
normale ; qu'enfin aussi et surtout parce que deux
personnes non enceintes. examinées par moi et affectées d'un mycôsis étendu, me déclarèrent nettement
et sans être questionnées, avoir éprouvé les mêmes
malaises qui s'étaient peu à peu développés, quelques semaines après la délivrance, dans une grossesse
antérieure déjà.

Sans pour cela vouloir conclure de ces données subjectives à ce que le mycôsis chez des personnes non enceintes indique toujours une grossesse antérieure, je crois que plus souvent encore après l'accouchement des fragments algueux et des spores restent adhérents aux parois des organes génitaux et réengendrent peu à peu, dans des conditions favorables à leur germination, les incommodités passées.

Sans doute aussi ces cas (tant que la continuité du développement d'algues dans la grossesse, pendant et après les couches, n'est pas démontrée (peuvent signifier encore que durant les couches, les algues ont bien disparu, mais aussi que l'anomalie de la sécrétion muqueuse qui pendant la grossesse avait amené la formation du mycôse, s'est reproduite.

Quant à l'influence qu'exerce la présence de la leptothrix vaginale sur le développement de l'oïdium albicans, nous en avons déjà parlé plus haut et au long.

La conviction que m'ont donnée mes observations et expériences précédentes de l'identité du filament large algueux qui habite les organes génitaux de la femme et de celui qui habite la cavité buccale des nouveaux-nés, jointe à la connaissance non épuisée encore du développement de ce parasite, m'a conduit à des recherches qui se rattachent si étroitement à celles communiquées jusqu'ici sur le mycosis des organes génitaux féminins, que je n'hsite pas à les faire suivre ici : c'est un fait notoire, et reparaissant dans tous les traités de maladies des enfants, tels que

ceux de Henoch (1), Vogel (2) et autres, et observé
par moi-même à différentes reprises, que l'algue du
muguet n'envahit pas seulement des nouveaux-nés
qui, dans des conditions misérables , ont dû être
nourris artificiellement ou qui, dans des établisse-
ments obstétricaux, des tours, etc., partagent avec
beaucoup d'autres des chambres étroites et des soins
précaires, mais bien parfois aussi des enfants vigoureux, bien nourris, nés dans des conditions hygiéni-
ques favorables et élevés par leurs propres mères,
enfants chez qui l'on ne peut invoquer aucun des
inconvénients cités pour l'origine de l'algue.

Depuis la connaissance qu'on a du parasite, très-
grande est la considération dont a joui cette opinion,
qu'il soit provoqué par la formation, dans l'alimentation décomposée, d'acide lactique; mais cette théorie, dont déjà les données de Berg sur la réaction
du contenu buccal chez la plupart des enfants, a singulièrement infirmé la valeur, a été complètement
réfutée par les recherches récemment publiées de
Ritter, qui, chez plusieurs centaines de nourrissons,
a vu, dans 95 0/0 des cas, le papier réactif bleu rougi
par le contenu de leurs bouches, et en conclut que
l'acidification ne *peut pas* constituer la cause principale dans la formation du muguet.

Je passe sur les particularités de ses développements qui, peu après, ont été rectifiés par Pollak,

---

(1) Beitrage zur Vinderheilkunde. Neue Folge. Berlin, 1868,
p. 258 et suiv.

(2) Lehrb. der Kinderkrankheiten. Erlangen, 1869, p. 83.

en ce sens que celui-ci a constaté que la réaction
acide du contenu buccal chez le nouveau-né est pas
originaire et ne dépend pas d'une nature analogue
de la salive buccale, mais qu'elle a lieu chaque fois
qu'après la succion de l'enfant, on néglige d'enlever
soigneusement de sa cavité buccale les restes lactés
qui peuvent y adhérer. Pareil soin, sans doute, est,
en vertu de l'expérience, le partage d'un certain
nombre d'enfants ; mais, lui aussi, ne saurait empêcher la fermentation acide dans leur bouche, chez
les enfants vigoureux, amenée par le vomissement
de l'excès de lait qu'ils ont pris.

C'est précisément dans ses premières semaines
que l'estomac de l'enfant, situé, par son long diamètre, dans l'axe longitudinal du corps, ne peut
contenir que peu de lait et la bouche rejette alors
(toutes choses égales d'ailleurs), bien plus souvent, peu après, boire le lait qui d'abord est neutre,
mais dont la réaction, lorsqu'il est expué dix-quinze
minutes après, se montrera d'autant plus acide qu'il
sera passé depuis un temps plus long. De ces matières vomies, il reste toujours dans la bouche quelques parcelles isolées qui accélèrent la réactivité acide
de son contenu ; néanmoins, ces enfants restent
exempts de muguet, à moins que d'autres causes
n'en amènent la formation.

Après que les faits recueillis et communiqués au
long par moi dans la première partie de ce travail
ont eu démontré que plus de 10 °/₀ de toutes les
femmes enceintes sont porteuses d'une algue dont
les qualités morphologiques et cliniques concordent
parfaitement avec celles du parasite qui germe dans

la cavité buccale des enfants nouveaux-nés ; après
qu'ensuite, par d'autres observations, j'ai eu depuis
la conviction que l'acte de la parturition amène une
abrasion de la plupart des lacis algueux de leur substratum, tout d'abord et spontanément s'est présenté
à moi la pensée que peut-être le contenu végétal
mêlé au mucus du vagin parviendrait-il entre les
lèvres et, par là, dans la cavité buccale de l'enfant
qui traverse ce tube, que celle-ci enfin soit infestée
ainsi bientôt d'éléments extrêmement favorables au
développement du parasite. Afin d'acquérir pour
cette interprétation toute subversive pour les manières de voir traditionnelles, et pour cette raison scru-
tée par moi avec une anxieuse prudence, une base
positive, tout d'abord je fis précéder l'examen des
substances qui se présentent régulièrement dans
la cavité buccale de l'enfant né à peine et qui, à
mon su, jusqu'ici n'ont été encore décrites nulle
part.

Un nombre innombrable de fois, il est vrai, on a
retiré de la bouche de l'enfant un mucus sanguino-
lent ; mais celui-ci peut s'y être fixé durant son passage à travers l'anneau déchiré de la bouche utérine ; de plus, tout observateur qui a opéré l'autopsie
de nombreux nouveaux-nés, fréquemment a trouvé
dans le mucus buccal et même dans l'estomac et le
poumon, de la poix infantile ; mais ce résultat a pu
se trouver aussi dans la cavité utérine, tandis que
l'exposé suivant, en tenant compte du siége . de
l'oïdium albicans des organes génitaux, a eu en vue
les éléments constitutifs du mucus, qui, à chaque
naissance, pendant le passage de la tête de l'enfant

dans le vagin, peuvent pénétrer dans sa bouche régulièrement.

Parmi plusieurs cas examinés par moi-même avec une grande exactitude, je citerai le suivant :

Chez une pluripare de ma pratique privée, dont j'avais dirigé l'accouchement exclusivement, après l'écoulement des eaux, la sécrétion vaginale, qui était acide et avait contenu des épithéliums plats, des corpuscules muqueux, quelques globules sanguins isolés et des bactéries, devint alcaline, muqueuse, rouge-sang et, à côté des éléments constitutifs mentionnés, montra une augmentation notable des corpuscules sanguins, des écailles épidermiques (vernix caseosa) et des granules graisseux en liberté ; la naissance eut lieu en troisième position, dix minutes après la rupture de la poche des eaux et l'élargissement complet et simultané de la bouche utérine, de façon à ne permettre un contact direct de la tête de l'enfant avec les parois vaginales que durant ce court intervalle.

Aussitôt que la tête avait pénétré, avec un de mes doigts préalablement essuyé avec soin, je tirai de la bouche de l'enfant environ une demie cuillerée à thé de mucus que j'examinai à peine 15 minutes après, et que je trouvai gris-rouge, un peu strié de sang, alcalin et contenant des épithéliums plats, de très-nombreux globules sanguins et un nombre modéré de corpuscules muqueux, de globules graisseux, fort peu de bactéries, et, de plus, outre les épithéliums plats de nature douteuse, qui pouvaient provenir de la bouche de l'enfant, et les corpuscules sanguins, qui avaient pu être ingérés lors du passage de la tête dans le vagin, ou même déjà dans la cavité utérine, — des corpuscules muqueux, des granules graisseux et des bactéries qui n'avaient pu pénétrer entre les lèvres de l'enfant que par le vagin. La respiration n'étant pas tout-à-fait libre, je portai de nouveau mon index, soigneusemeut essuyé, encore jusqu'à l'épiglotte, et en retirai un mucus homogène, hyalin, vitreux, abondamment mêlé de bulles d'air et contenant des écailles épidermiques, des épithéliums plats, des gouttelettes graisseuses en liberté, mais fort peu de corpuscules sanguins et muqueux.

A ce résultat répond celui que j'ai relevé dans plusieurs autres cas, et qu'aussi je ne veux pas répéter en détail ; il en ressort ce fait indubitable que, dans la cavité buccale de l'enfant né d'un instant, outre les squammes épidermiques en suspension dans les eaux, on trouve des granules adipeux, ainsi que, à côté des globules sanguins, introduits avant son entrée dans le vagin, de nombreux éléments qui ne peuvent être mêlés que là-même. On peut distinguer parfois les épithéliums plats du vagin d'avec ceux de la cavité buccale de l'enfant à ce qu'ils sont implantés de spores isolés ; on pourrait encore les faire reconnaître au moyen d'un badigeonnage préalable du vagin avec une solution d'iode, de carmin, etc.

Chez deux autres enfants, dont les mères avaient présenté, dans leur mucus vaginal, des spores nombreux, j'ai retrouvé ceux-ci en nombre non moins considérable dans le mucus buccal de l'enfant qui venaît de naître, à côté de corpuscules sanguins et muqueux, d'épithéliums plats et de squammes épidermiques, et tantôt libre , tantôt adhérent aux épithéliums plats. D'après ces observations, il est donc hors de doute qu'en effet le mucus qui tapisse la muqueuse vaginale, et qui, après la rupture des membranes fœtales, n'est entraîné qu'en partie , pénètrant entre les lèvres de même, et, selon plusieurs expériences comparatives , en plus grande quantité encore qu'entre les paupières et les lèvres vulvaires, — déterminerait ainsi, de prime abord, la réaction alcaline du contenu buccal des nouveaux-nés, accentuée par Pollak.

Il est inutile de s'appesantir sur le fait que la quantité des éléments vaginaux pénètrent dans la cavité buccale ne dépendant pas seulement de la durée du travail, mais encore des dimensions relatives de la tête de l'enfant et du canal générateur ; moi-même, une fois, n'ai trouvé, dans le mucus buccal d'un enfant, qui était né cinq minutes à peine après l'écartement complet de la bouche utérine, et dont la périphérie céphalique était tout juste de 33,00 c, qu'excessivement peu de corpuscules muqueux et pas un seul filament algueux, quoique la mère fût atteinte de mycôsis, — très-restreint, il est vrai, — des petites lèvres et de l'entrée du vagin. Par contre, j'ai trouvé de nombreux spores et lacis dans le mucus buccal d'un autre enfant dont la tête s'était présentée une heure environ après l'élargissement complet de la bouche utérine ; un soin minutieux, assez peu ordinaire, des siens éloigna le peu de germes fongueux que j'avais pu laisser dans sa bouche après sa naissance et empêcher ainsi le développement du muguet.

Depuis lors, je n'ai eu l'occasion d'accoucher encore aucune femme affectée, le temps venu, de mycôsis ; nonobstant, je ne saurais me refuser de tirer des faits, les conclusions naturelles qui en découlent et de les ranger ici.

Quoique le nombre des femmes mycôtiques observées par moi pendant leur délivrance, soit absolument insuffisant, d'après ce que j'ai trouvé, je serais tenté d'admettre que des primipares avec leur vagin plus étroit et la période plus longue d'un deuxième accouchement favoriseront bien plus facilement et plus abondamment le trajet des algues dans la cavité buccale de l'enfant un peu plus petit, que (le mycôsis étant également répandu d'ailleurs) des pluripares avec leurs enfants un peu plus grands : des conclusions positives sur la fréquence du trajet de germes fongueux, ne pourront se tirer qu'après un examen microscopique du mucus buccal des enfants nouveaux-nés qui soit systématique et s'étende à plusieurs centaines d'entre eux, ce dont les occasions m'ont manqué. (1)

Dès lors, si, avec une seule goutte de mucus vaginal, pendant l'acte de la parturition, des spores

---

(1) Il va de soi que le contenu buccal d'un nouveau-né doit être examiné aussitôt après son extraction, et non quelques heures après, vu qu'alors s'y ajoutent des bactéries, des vibrions, etc., qui déprécient tout résultat ; par la même raison, l'emploi du contenu buccal d'enfants morts-nés chez qui des tentatives de révivification n'ont pas eu lieu, est sans valeur. Chez ces derniers, on trouve, en outre, des épithéliums vibratiles du larynx et autres de nature étrangère.

nombreux ont pénétré entre les lèvres du fruit, ce n'est que par une purification très-soigneuse de la cavité buccale après la naissance que l'éloignement complet en devient possible; dans tous les autres cas, assitôt qu'après le succion ou l'ingestion de matières étrangères, il s'est développé, dans la bouche, une fermentation acide, ils se mettent à germer et à pousser des lacis dont la croissance, il est vrai, ne peut s'exprimer par des chiffres, mais qui, selon toutes les expériences cliniques et comparatives avec d'autres fungus non ligneux, a lieu avec une rapidité extraordinaire pour peu, qu'avec le manque de soin à l'égard de l'enfant, les conditions de leur alimentation leur soient conservées.

Lorsque Küchenmeister et Winckel mentionnent que, dans chacun de leurs cas, il ne se soit développé dans la bouche des nouveaux-nés aucun muguet, et que, par-là, ils considèrent le problème comme résolu, ils oublient qu'avant tout, la germination des algues doit être complètement séparée de leur invasion, ainsi que j'ai tâché de le montrer dans un chapitre précédent (P. 27-28) pour les organes génitaux féminins, et que je vais m'efforcer d'en faire autant pour la cavité buccale des enfants par la constatation d'une autre voie par où j'ai vu y pénétrer des germes fongueux.

Une démarcation de ces deux phénomènes, ici, est aussi rigoureusement indiquée qu'en tout autre endroit qui, par leur exposition à l'air, sont en effet sujets aussi à l'invasion de germes parasitiques et parmi lesquels je voudrais citer comme exemple caractéristique le plus prochain, l'oïdium albicans, qui, d'après Seux (1) ne se développe également sur les mamelons de mères-nourrices que très-rarement , lors même qu'elles allaitent des enfants atteints du muguet.

Apres avoir, par ce qui précède, donné la preuve de ce que les spores accidentellement présents dans le mucus vaginal, ainsi que l'oldium albicans, peuvent , pendant l'acte de l'accouchement , pénétrer avec le mucus dans la cavité buccale de l'enfant; après qu'ensuite, par les récentes observations de Ritter, constatées par moi, il a été fourni la preuve aussi de ce que, dans les *premiers* mois de la vie et régulièrement, le contenu de la bouche offre, pour la germination de ce dernier parasite, un terrain tout particulièrement favorable ; je fournis enfin dans ce qui suit la preuve encore qu'anciennement et parfois même l'éloignement grossièrement mécanique du mucus sanglant qui , pendant la naissance, avait pénétré dans la cavité buccale, était négligé, et qu'on présentait aux nouveaux-nés de nombreuses matières sucrées qui éprouvaient dans la bouche la même transformation que le sucre du lait, mais qui, à cause de leur plus grande quantité et de leur consistance fortement visqueuse, hâtaient nécessairement et davantage la germination des spores parvenus dans la cavité buccale, que la présentation immédiate du sein maternel, déjà recommandée au commencement de ce siècle, par Fleisch (2), par exemple, mais arri-

----

(1) Gazette des hôpitaux. Paris, 1855, p. 262.

(2) Handbuch uber die Krankheiten der Kinder. Leipzig, 1808, p. 38 et suiv. (Manuel des mal. d. enf.)

vée de nos jours seulement à une appréciation de plus en plus générale.

Chez les Grecs et les Romains, après avoir garanti minutieusement le nombril, on distillait dans la bouches des nouveau-nés, préalablement nettoyée, du miel ; puis, trois jours après dans les temps plus anciens (1), et plus tard (2), aussitôt, on leur laissait prendre le sein ; Hippocrate (3) déjà mentionne les ἄφθαι des enfants, par lesquels, de l'avis de la plupart des historiens (4), très probablement, il entendait le muguet, qu'à un autre endroit (5) on distingue des στόματα ἀφθώδεα. Plus tard, ainsi chez Soranus (6), Galien, Aétius et autres, le terme d'aphthes, dont la signification primitive avait eu le temps de s'effacer, fut employé pour différentes affections et formes ulcéreuses.

Les Arabes (7) frottaient le corps nouveau-né de sel, puis nettoyaient la bouche et le nez, instillaient de l'huile dans les yeux et du miel dans la bouche ; eux aussi ne permettaient le sein qu'au bout de trois jours. Les mêmes procédés se transmirent au com-

---

(1) Œuvres d'Oribasc. Paris, 1858, III, p. 117.

(2) Pauli Ægineti totius rei medicæ libri septem. Basiléac, 1556, I, c. e.

(3) Aphorismi, III, 24,

(4) Berg, l. c. p. 110 et suiv., donne une herménentique critique détaillée du terme.

(5) Opera omnia, ed. Keich. Ἐπιδημιῶν τὸ τρίτον, p. 182.

(6) Œuvres d'Orbase, III, chap. 25, p. 193.

(7) Liber theoretici nec non practici Alsaharavii.

mencement des temps modernes (1), mais sans le
curage de la bouche; Ambroise Paré (2), par des
frictions du palais avec du lait d'amandes douces et
du miel, cherchait artificiellement à provoquer le
vomissement et l'expulsion des mucosités hors de la
bouche, tandis que, plus tard, le même procédé
devait en même temps provoquer les selles et rejeter
la poix infantile réputée nuisible.

Ce traitement, qui a prévalu jusque dans la seconde
moitié du siècle passé et qui indubitablement est
très-favorable au développement du muguet, se
trouve exposé tout au long dans Moriceau (3), dont,
pour cette raison, je donne ici le procédé : le traitement de l'ombilic, de la peau, est décrit fort longue-
ment, l'élimination des mucosités de la bouche, par
contre, n'y est l'objet d'aucune mention, mais il

---

(1) Eucharius Ro'sslin : der Frawen Rosngarten. (le iardin
des roses muliebres), 1512, cap. X et XI. Jacob Rueff . De con-
conceptu et generationi hominis, lib. III, cap. 5, fol. 177.

(2) De hominis generatione liber, cap. XIX, p. 413. (Dans le
chap. XXXIV, p 424, Ambroise Paré figure une môle qui aurait
séjourné dans la matrice plusieurs années et, à en juger par
son dessin, probablement avait siégé dans la paroi utérine, ce
que j'ai oublié de mentionner dans la partie relative aux parasites égarés; il fait remarquer aussi que) : « Mola plerique levi-
« ter adhærescens tertio quartore mense excidit, nondum ad
« justam magnitudinem perducta : nonnunquam vero hæret
« uteri parietibus, acetabulisque firmissime, ut hanc aliquæ
« quattuor quinque annos interdum et totam vitam utere
« gestarint. »

(3) Von der zuffollen und Krankheiten der schwangern Weiber
und Kindbetterinen. Basel, p. 339, p. 331 et suiv. — I a).

conseille, pour le curage der « innerlichen unrei-
nigkeiten » ce qui suit : « Zu dem end kan man sich
« ciner verzuckerten Mandlen bedienen, mit ein
« wenig gekochtem Honig uberzogen, oder eines
« stuckleins Seifen mit frischem Butter angesalbet,
« auch ihm durch den Mund ein wenig Frauen-
« haar oder Rosen-syrup, mit ein wenig suss Mandel-
« œhl vermischt, eingeben...... », et plus loin :
« Ueber allen diesen unraht, von deme wir bishero
« geredet, hat das Kind noch eine gewisse schlei-
« mige Feuchtigkeit oder zahen Schleim bey sich,
« welcher in dem Magen und es einem Hautlein ver-
« blieben, den es auch in den ersten Tagen durch
« den Mund hinauss wirft, damit ihm desto besser
« fortgeholfen werde, muss man dem Kinden eine
« kleinen Loffelein gezuckerten Wein eingeben, und
« es ihn machen hinunder schlucken , und dieses
« zwey oder drey mahl desselben tags wieder ho-
« len. » (1).

« (1) A ceste fin peust l'on se servire d'une amande ensucrée,
« enduicte d'ung peuc de miel cuict, ou d'ung petit morcel de
« savvon adoinct de beurre frais, aussy luy bailler dedans la
« boucche ung peuc de capillaire ou de syrop de roses avec
« ung peuc d'huile d'amandes doulces. Outre touttes ces souil-
« lures de quoy havons parlé jusques icy, ha l'enfançon encore
« en luy une certaine humidité glaireuse ou humeur coriasse
« demeurés emmy l'estomach et ses petites peaulx, que aussy
« durant les premiers jours, il rejecte par la bouche, à ceste
« fin de mieulx luy aider à issire, doict l'on bailler à l'enfant
« en une petite cuillère du vin sucré et le luy faire avvaler, et
« ce répéter deux ou trois fois le premier iour. »

(Trad. ad modum du Trad.)

12

Mauriceau choisit le vin parce qu'il purge et remarque, en outre, expressément : « Nichts des towe-
« niger ist es nicht gut, dass man ihm, sobald es ge-
« boren, zusaugen gebe. — Darum ist es besser man
« warte zehen oder zwolffe Stunde, oder auch gar
« biss auf den morgenden tag, che man ihm zu trin-
« cken giebt, damit der Schleim gantz auss gëfuhrt
« und verzchrt werde, nach welcher zeit man ihm
« die Brueste darreichen kann. » (1)

Outre le désir de voir le mucus buccal et la poix infantile être éloignés au plus tôt du corps de l'enfant, les auteurs jusqu'ici mentionnés et plus encore quelques-uns après eux étaient confirmés dans l'abstention du sein maternel par la nocuité qu'ils attribuaient au premier lait ; quelques-uns, comme David Herlicius (2), se laissèrent déterminer par cette opinion déduite peut-être par analogie avec le lait des animaux, à ne permettre à une mère d'allaiter son enfant qu'au bout de *huit* jours. Or, comme pour ce long intervalle, assez souvent une remplaçante allaitant depuis plus longtemps et pourvue en même temps suffisamment de lait était introuvable, naturellement on continuait encore à donner à l'enfant

---

(1) « Néanmoins il n'est pas bon que on lui baille à tetter
« aussi tôt qu'il est né. — Mieulx vault-il que on attende dix
« ou douze heures, ou mesmc jusques à l'endemain, devant
« que luy bailler à boire, afin que les glaires soient toutes con-
« duictes et conssumées, après quel temps peust-on luy présen-
« ter les seins. »

(2) De curâ gravidarum, puerperarum et infantum, Magdeburg 1613. Capt. xxviii.

des liquides sucrés ou du lait de vache qui dans les premiers jours avaient été reconnus convenables, habitude qui, on le sait, compte encore aujourd'hui des adhérents dans le peuple et date peut-être des temps où ont paru les premiers livres d'accoucheuses.

Ce serait répéter tout ce que j'ai dit jusqu'ici que d'énumérer tous les écrivains postérieurs pour prouver que la non-expulsion du mucus buccal après la naissance jointe à la continuation d'une alimentation impropre et à la négligence de la toilette des nourrissons ne pouvaient conduire qu'au développement, peu d'heures après la naissance déjà, d'une fermentation acide du lait dans leur bouche et par là aussi, à la constitution d'un terrain excessivement favorable et pour ainsi dire engraissé artificiellement pour la germination de la plupart des spores d'algues qui, d'une manière quelconque, lors de la naissance ou après, avaient pénétré dans cette cavité.

Si, muni de cette connaissance du traitement ancien des nouveaux-nés, l'on considère encore qu'à cette époque le traitement des maladies des femmes était entre les mains d'accoucheuses la plupart du temps ignorantes à qui les médecins abandonnaient toute recherche locale, et qu'ainsi des affections légères passaient complétement inaperçues, — par-là déjà s'expliquera la génération d'un grand nombre d'infections des nouveaux-nés par le muguet dont les ravages terribles de nos jours à peine compréhensibles, ont été constatés en chiffres exacts par Berg (1) dans la partie historique de son travail.

____

(1) L. c. p. 110 ss.

Si des spores isolés qui sont contenus dans presque tout mucus des organes génitaux de la femme et en minime partie pénètrent assurément dans la cavité buccale, il peut y naître un mycélium, je n'oserais en décider, vu qu'il est vrai, comme je l'ai indiqué plus haut déjà, la culture sur l'abjectif ne m'en a pas réussi, mais que peut-être beaucoup d'entre eux trouvent un terrain propice à leur germination dans la bouche plutôt que dans les organes génitaux.

Durant le cours de mes recherches sur le mucus buccal des nouveaux-nés, j'ai découvert encore une autre voie par laquelle a lieu l'inoculation entre autres, des spores d'algues. Après le passage de la tête, le visage frôlant pendant sa conversion du périnée vers l'un ou l'autre côté, accidentellement le contenu intestinal exprimé par les contractions, il peut en parvenir ainsi quelques parcelles dans la cavité buccale de l'enfant. Ainsi j'ai vu, dans une troisième position crânienne, à côté de fragments de fibres musculaires d'une coloration bilieuse et visiblement striés en travers, un nombre incalculable de spores incolorés, elliptiques, les uns isolés. les autres réunis en chaînes, avec lesquels il n'est pas rare que dans le contenu intestinal il s'en présente de correspondants ; dans les organes génitaux féminins, par contre, jamais je ne les ai observés autrement qu'en compagnie du contenu. Dans un second cas, à côté des éléments constitutifs ordinaires du conteau buccal des nouveaux-nés, j'ai trouvé çà et là des amas de spores qui, sans nul doute, provenaient également du canal intestinal.

Il pourrait paraître osé à maint lecteur que d'attribuer à deux observations peut-être toutes fortuites une portée aussi grande ; mais si l'on tient compte de la fréquence avec laquelle, avant et pendant le passage de la tête et malgré le lavement préalable, quelques éléments intestinaux isolés, attardés dans le rectum ou arrivés là plus tard seulement, sont exprimés par les contractions du travail et restent adhérents au périnée, aux parties génitales externes ou à la face interne des cuisses, il n'y aura rien que de très-vraisemblable à ce que ce résultat d'un examen systématique du contenu buccal chez de nombreuses centaines de nouveaux-nés se représente plus souvent et qu'aussi facilement on trouve également une fois des œufs de parasites animaux sous l'infection desquels l'enfant entre dans la vie.

Si c'est la position anale, ainsi que le fait supposer une considération théorique, qui favorise l'introduction de parasites par cette voie plus que la position céphalique, — faute d'observations propres je ne saurais en décider.

En réunissant tous les résultats de mes observations et essais sur le rapport du mycôsis vaginal, objet de cette parrie du livre, avec l'oïdium albicans de Robin et l'oïdium lactis de Friedreich, nous devons admettre que le mode de génération du muguet en vigueur jusqu'ici ne suffit pas, mais qu'au contraire des spores capables de germer peuvent parvenir dans la cavité buccale de plusieurs façons :

1. Pendant la naissance d'un enfant ils peuvent provenir :

  a.) Du vagin,

b.) Avec le contenu intestinal de la mère pénétrer entre ses lèvres ;

2. Après la naissance,

a.) Par l'injection dans la cavité buccale d'un lait contenant des algues, y rester ;

b.) Ainsi qu'on l'a admis pour l'explication de tous les cas, être inspirés avec l'air et se déposer dans la cavité buccale.

1. A l'inspection du mucus buccal des nouveaux-nés, ainsi qu'il ressort des observations communiquées plus haut, on trouve dans la bouche, selon la durée de la période d'élimination, tantôt plus, tantôt moins de corpuscules muqueux ; pareilles variations pourraient bien aussi s'appliquer, ainsi que je voudrais conclure du peu d'observations qui me sont propres, à la quantité de spores, de filaments algueux qui s'y trouvent mêlés ; on ne saurait donc éluder la question, si, en général, au passage d'un très-petit nombre de germes, dont la plus grande partie encore est engloutie avec la nourriture prise d'abord, on peut s'attendre à un développement de mycôse ? Pour trancher cette question, je ne dispose ni d'observations appropriées, ni d'essais afférents ; aussi me bornerai-je à rappeler seulement que chez beaucoup de nourrissons, durant de nombreux jours, on ne trouve que fort peu de gazons algueux, ne s'étendant presque pas, tandis que chez d'autres mal soignés, mais aussi bien chez des enfants vigoureux, ils se propagent avec une rapidité extraordinaire ; en outre, l'expérience (si peu approfondie qu'elle soit, il est vrai, à l'égard de l'oïdium albicans de

Robin dans la cavité buccale), l'expérience des mycologistes (1) enseigne que la culture de fort beaucoup d'algues réussit plus facilement lorsqu'on sème peu de spores seulement, que lorsque le nombre en est trop grand.

Lorsque, dans un cas de mycôse chez la mère, le muguet ne se produit pas chez l'enfant, il se peut:

1° Que pendant la naissance, il ne soit transmigré que peu ou point de spores ;

2° Que leur germination ait été entravée par une très-grande propreté soutenue après la naissance et après chaque succion ou vomissement.

J'ai cherché à trouver pour ces conditions des chiffres exacts ; mais jusqu'ici, faute de matériaux snffisants, vainement.

Quant à la pénétration de la leptothrix vaginale dans la cavité buccale de l'enfant, je ne l'ai observée jamais ; aucune des femmes que j'ai eues en observation, lors de leur délivrance, n'a été porteuse de ce parasite ; cependant, cemme il est situé toujours superficiellement, on peut admettre avec certitude le passage des filaments non entraînés par l'écoulement des eaux dans la cavité buccale.

Parmi les parasites végétaux transfuges avec le contenu intestinal de la mère, les plus considérables seraient certainement la leptothrix buccale, l'oïdium lactis de Friedreich et la Sarcine, la germination d'autres dans la bouche ou ses prolongements étant invraisemblable ; les spores que j'ai trouvés dans mes

----

(1) Chez De Bary, l. c. p. 209, ss.

deux cas et que j'ai éloignés pour la plupart, apparte-
naient à d'autres algues et restèrent sans aucun effet
sur la santé de l'enfant (1).

Si donc, la plupart des parasites *végétaux* peut-être
introduits avec le contenu intestinal, restent sans
valeur pour l'enfant, il en serait tout autrement des
parasites *animaux* ou de leurs œufs, accidentellement
cointroduits dans la cavité buccale de l'enfant, et là
peut-être est la clé de l'explication de bien des
cas énigmatiques déposés dans la littérature d'une
infection très-précoce des nourrissons par des trichines, des ascarides et autres parasites animaux.

2. Grâce aux recherches de de Hessling (2) et
de Hallier (3), nous savons que l'oïdium lactis se
développe sur le lait cru dans les premières 24-28
heures et d'autant plus rapidement que la température de l'air est plus haute, mais aussi qu'il naît sur
le lait cuit également, quoique plus lentement, en
quantité moindre et la plupart du temps alors que
d'habitude il ne sert plus aux usages pratiques. Or,
quoique l'usage du lait cru, dans les villes surtout,
soit l'exception, il ne faut pas oublier qu'après la
cuisson, il est conservé dans le même vase qui contient le résidu du lait non cuit, et qu'ainsi les spores
détruits par l'ébullition sont remplacés bien plus
vite qu'on ne s'y attendrait dans les conditions natu-

---

(1) Malheureusement, je n'ai pu examiner les premières
selles.
(2) L. c. pag. 561, 41.
(3) Botanische Zeitung, 1865, n°ˢ 38 p. 184, n°ˢ 39, p. 288.

relles ; il n'y a guère d'autre manière plus simple
d'expliquer du moins la constatation que j'ai faite,
sur la langue d'un nourrisson , de la présence
des spores cylindriques de l'oïdium lactis (Fr.)
dont j'ai fait déjà mention plus haut (p. 72). Or,
comme habituellement le soin et la toilette des enfants nourris à la bouillie sont plus négligés, que la
constipation et les catarrhes gastriques avec vomis-
sements les recherchent bien plus souvent que ceux
nourris à la mamelle, chez eux se produit « bien
« plus rapidement et à un degré bien plus élevé une
« fermentation acide qui offre aux spores inséminés
« dans leurs bouches par la nutrition, un terrain
« singulièrement favorable à leur germination et
« engendre cette forme maligne du muguet qui,
« par sa propagation de plus en plus étendue sur le
« pharynx et l'œsophage constitue pour la digestion
« une entrave mécanique, provoquant le vomisse-
« ment de toute nourriture et enfin amenant la
« mort par inanition. »

Des accidents semblables, tels qu'une déglutition
incomplète du lait bu, un curage défectueux de la
cavité buccale engendrent, chez des adultes très-
décrépits ou chez des malades affectés de vésanie,
le même effet ; chez ceux-là aussi se développent des
spores adhérents au lait, un muguet tantôt plus,
tantôt moins étendu, qui, chez les premiers comporte
un danger tout aussi grand que la fièvre, en ce que,
par l'ingestion entravée des aliments, il empêche le
rétablissement des forces tombées.

Jusqu'à quel point peut avoir lieu une infection
des restes lactés, libres de parasites et restés dans la

cavité buccale par les spores qui vaguent dans l'air, c'est-à-dire, par conséquent, jusqu'à quel point l'explication jusqu'ici uniquement régnante du muguet conserve-t-elle sa valeur,—c'est là une question ardue dont la solution ne sera possible que lorsque la portée des différents modes de naissance du muguet, débattus jusqu'ici, aura pu être exprimée en chiffres.

L'exposé précédent nous donne cette satisfaction que, par l'élimination des spores et du mycôsis une fois développé durant la grossesse et par la plus grande propreté pendant l'accouchement, peut être radicalement coupée une source du muguet et probablement aussi de maintes infections par des parasites animaux ; qu'ensuite l'usage d'un lait fraîchement cuit et conservé dans des vases propres, joint à un curage régulier de la cavité buccale de l'enfant après chaque succion ou vomissement, peut également empêcher la deuxième forme de génération de l'oïdium albicans de Robin et ses suites (?)

La justesse de cet exposé trouve dans l'examen de plusieurs animaux, une confirmation frappante : dans la gueule de jeunes chiens, Haubner (1) n'a jamais trouvé ni algues, ni spores, et les essais de transmission à ces animaux par Küchenmeister ont échoué également ; d'après mes données antérieures, dans les organes génitaux de chiennes adultes, je n'ai jamais pu constater la présence d'un parasite végétal développé. Aussi infructueux ont été mes

---

(1) Küchenmeister, p. 141 ; la donnée de Quinquand, l. c. 1. 303 est fausse.

propres efforts pour amener à germination le muguet
porté dans la cavité buccale de lapins âgés de quelques jours, quoique ces animaux boivent du lait
aigri ; leurs mères aussi d'ailleurs, comme je l'ai
mentionné plus haut, sont exemptes d'algues déve-
loppées.

f) DIAGNOSTIC DIFFÉRENTIEL.

Une confusion de l'oïdium albicans de Robin dans
les organes génitaux avec d'autres de leurs affections peut résulter d'une négligence de leur sécrétion
avec une facilité d'autant plus grande que des
plaintes subjectives semblables, telles qu'ardeur et
prurit se présentant surtout dans la miction, accompagnent toutes les phlegmasies de la muqueuse de
l'orifice vaginale et de l'urèthre qui amènent à un
pelage excessif de l'épithélium et une excoriation de
la muqueuse hyperhémiée et sont propres, par
conséquent, aux inflammations du vagin après la
délivrance, dans les infections, la procidence de la
muqueuse uréthrale (2), les hypertrophies papillaires
du méat uréthral, les cancroïdes de la vulve. Le
prurit vulvaire ensuite, ainsi que je l'ai indiqué déjà
dans la partie historique, constitue un chapitre

----

(2) Guersant : loc. cit., p. 259. L. Hayer : Virchow's Archir.
fur pathol. Anat Bd 35. 1866, p. 548 et suivantes, de même
Biblioth. : Chirurg. Klinik. Zurich, 1860-67. Berlin, 1867,
p. 353.

constant dans les manuels et journaux obstétrico-gynécologiques, bien que maints cas déposés dans la littérature montrent avec le mycôsis des organes génitaux une concordance de symptômes telle, que sans scrupule aucun, l'on pourrait prétendre après cela qu'il n'y a pas eu modification dans l'irritabilité nerveuse, mais bien une cause organique du prurit.

De même des personnes vierges à hymen étroit gagnent très-aisément, à l'exploration digitale, un érythème de la vulve et du frein labial, lequel se manifeste par une ardeur pendant et surtout après la miction, et qui très-facilement peut être mal interprêté ; toutefois il disparaît, sans aucun traitement, an bout de 24-28 heures.

Il va de soi qu'un examen microscopique du mucus adhérent à la muqueuse annulle toute erreur, et d'ailleurs on réussit régulièrement, même à l'œil nu, à exclure quelques substances apparemment semblables qui assez souvent se trouvent dans le mucus et méritent, par conséquent, une courte mention.

De tout petits flocons algueux, à l'examen microscopique, concordent le mieux avec des membranes épidermoïdales ou épithéliales, avec des caillots ramassés consistant en corpuscules muqueux, des amas de détritus, des dépôts d'alun ou de tannin injectés et enfin avec des amas de leptothrix.

Des flocons épithéliaux s'effeuillent, lorsqu'ils sont secoués dans l'eau, en couches étonnemment grandes et fines, tandis qu'un lacis fongueux, traité de même, conserve sa cohérence et, par l'éloignement du mucus, tout au plus devient plus blanc et moins uni.

Que si l'on recouvre les masses épidermiques ou les squamules épithéliales, les amas de détritus, les caillots de corpuscules muqueux étendus sur un verre objectif d'un verre couvreur, et qu'on fixe celui-ci par une pression plus accentuée de l'aiguille, les substances citées se désagrégent plus ou moins, et par leur coloration se rapprochent bien plus du mucus qui les baigne que les filaments algueux bien plus intimément entrelacés. D'ailleurs, d'aussi grands amas de détritus ne se forment que dans les cas de décomposition très-considérable du mucus après le port prolongé d'instruments qui, à lui seul déjà, ne favorise pas le développement des algues.

Des dépôts d'alun ou de tannin, etc., sont, il est vrai, déjà constatables par le commémoratif, donnent au toucher une conformation granuleuse, pultacée et se montrent en général plus répandus que n'importe quels lacis fongueux.

Des fils leptotrichaux ne sauraient généralement se reconnaître exactement à l'œil nu, mais à côté d'eux se trouvent parfois de plus grands faisceaux isolés qui, par leur direction longitudinale caractéristique et des courbures légères, se distinguent essentiellement des flocons fongueux grands comme une lentille et s'étendant plutôt à la surface ; en outre de petits amas de leptothrix, par l'addition abondante d'eau et une pression sur le verre couvreur, se décomposent en filaments isolés et non distinguibles d'avec les autres éléments constitutifs du mucus.

Les sporanges pourraient être confondus avec un amas de spores amoncelés ; mais l'addition d'une solution iodeuse, une pression sur le verre couvreur ou même seulement le déplacement du tube empêchent de laisser passer la capsule inaperçue.

g) PRONOSTIC.

Une appréciation des phénomènes de l'oïdium albicans, traités au long dans la symptômatologie, prouvera que le mycôsis des organes génitaux féminins est, il est vrai, une affection désagréable, accompagnée de légères manifestations inflammatoires et parfois d'incommodités subjectives excessivement douloureuses, mais qu'elle n'entraîne nullement la moindre suite menaçante ; mais en le poursuivant davantage, nous avons vu ce parasite pénétrer dans la cavité buccale de l'enfant, dont alors la nutrition et l'entretien deviennent douteux; aussi, et d'autant plus alors est indiqué un traitement opportun que, comme nous allons le voir, il peut être suivi sans aucun inconvénient pour la mère mycôtique.

h) TRAITEMENT.

Parmi les malades observés par moi il s'en est trouvé plusieurs, qui, d'après leur propre indication, avaient été déterminés par les incommodités locales à recourir à divers moyens : à des frictions mécaniques des parties ardentes, manœuvres par lesquelles, comme Salisbury déjà l'indique avec justesse, les phénomènes ne font qu'augmenter

notablement ; à l'assèchement des parties génitales
externes après la miction ou lorsque la sécrétion
augmentée avait humecté la muqueuse hyperhémiée,
ce qui avait amené un léger amendement, à des
fomentations de camomilles ou à des embrocations
d'eau froide, qui produisaient le soulagement le plus
grand et le plus durable. Les observateurs que nous
avons eus jusqu'ici, tels que Wilkinson, L. Martin
et d'autres postérieurs ont fait pratiquer des injections
vaginales de décoctions de graines de lin, de sulfate
de cuivre, de cuivre aluminé, de nitrate acide de
mercure étendu de pierre divine, etc., par quoi au
bout de tout au plus quinze jours en moyenne, ils ont
obtenu un succès la plupart du temps durable.

Le problème que nous pose l'oïdium albicans des
organes génitaux féminins est le suivant :

a) Détruire les spores et les algues ;

b) Abolir l'inflammation qu'ils produisent.

Pour éloigner les lacis fongueux adhérents aux
organes génitaux nous ne pouvons employer des
moyens qui détruisent leur pouvoir germinatif tels
que des températures au-dessus de plus 100° nullement et bien plus longtemps une autre au-dessous de
0°, ni ne pouvons exclure l'accès de l'oxygène de l'air
et celui de l'eau que contient le mucus et sommes
forcés, par conséquent, d'employer parmi les moyens
parasiticides ceux dont l'usage n'inspire aucune
crainte et qui en même temps, autant que possible,
exercent sur la phlegmasie éventuelle de la muqueuse
une influence salutaire. Les sels métalliques em-
ployés par les observateurs précédents, ainsi que

nous l'enseigne une comparaison avec les histoires nosologiques qu'ils nous ont communiqués, n'ont pas un effet uniforme, lors même que l'inégale durée du traitement pourrait venir aussi de l'extension inégale des parasites.

Cette dernière cause seule, je le crois, explique le fait que bien des cas légers de mycôsis ont été guéris également, peu à peu, par des injections d'eau prolongées régulièrement durant une semaine et au-delà.

L'excellent effet parasiticide du sulfate de cuivre a déjà été constaté par d'autres observateurs, tels que J. Kuhn (1) pour la brûlure du froment, Harens (2) pour l'érysipèle des spores et reconnue contre le muguet, par Alfred Vogel (3) qui le compte au nombre des moyens entravant la germination de l'algue ; apparemment cependant ces données se trouvent en contradiction avec cette expérience que des solutions contenant de l'acide sulfurique provoquaient le développement de moisissures, ainsi que l'ont observé de Bary (4) et Hallier (5) sur le sulfate

---

(1) Die Krankheiten der Kulturgewachse. Berlin, 1858, p. 86. (Les malad. de pl. cultivées...)

(2) Der Rothlauf des Schweines. Hannover, 1869. Auszugin Hallier's Zeitschr. F. Parasîterhunde (Heft 1, p. 88. L'érysipèle du porc.... Extrait dans le journal d'H., par la connaissance des par.

(3) L. c., p. 317 ss.

(4) L. c., p. 214.

(5) Gâhrungscherseinungen. Leipzig, 1867, p. 95.

cuivrique, Obercier et Binz (6) sur le sulfate de quinine.

De Bary douterait volontiers que dans ces cas le fungus ne contractât rien de la substance dissoute « essentiellement toxique pour tout organisme ; si de « la solution cuprique il ne s'assimile pas de l'acide « sulfurique, cela n'est pas sûr non plus, ainsi que « Harvey et Berkeley ont paru l'admettre ; Hallier par contre ne considère pas les sels d'acides minéraux comme absolument meurtriers pour toute végétation, mais bien comme « un excellent moyen antifermenteux. »

Pour le contrôle de l'efficacité du sulfate cuivrique chez une femme non enceinte à qui dans une grossesse antérieure j'avais transmis avec un résultat positif l'oïdium lactis, j'ai répété le même essai, après avoir laissé la membrane fongueuse séjourner vingt-quatre heures dans une solution saturée de sulfate cuivrique à plus 15° c. ; la germination n'eut pas lieu.

N'ayant pas eu plus tard l'occasion d'une contre-épreuve sur la même personne, et toutes les autres inséminations sur des personnes non enceintes n'ayant eu également que des résultats négatifs, l'issue constatée ne saurait avoir une valeur décisive ; d'ailleurs mes expériences cliniques aussi m'ont convaincu de l'effet excellent de notre sel et m'ont empêché d'essayer des autres moyens. Il est recommandable de ne pas se servir du sulfate de cuivre

---

(6) Virchov's Archiv. Band XLVI, 1868, p. 67 ss.

en solution trop concentrée, l'effet n'en débutant pas rarement par une vive ardeur, sans que la guérison en soit hâtée d'autant ; deux fois injectée par jour, une solution de 3,75 grammes à 200,0 grammes supprime en tout au plus huit jours le mycôsis, tandis que parfois les phénomènes inflammatoires ne cèdent qu'au bout d'un temps double.

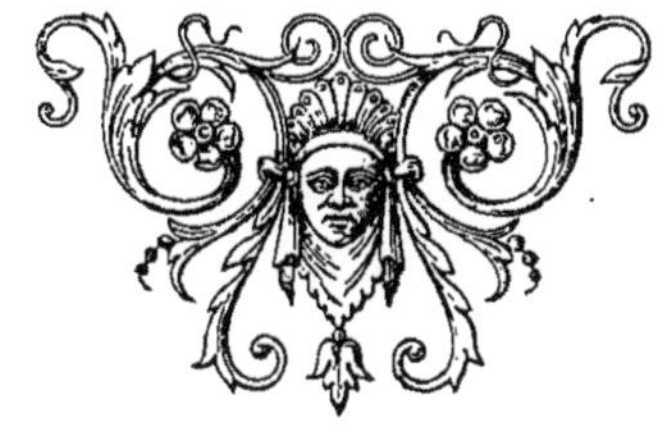

EXPLICATION DES FIGURES

Planche I.

Figure 1. — Un sporange en forme d'éventail, brun, pas rare dans le mucus vaginal. Grosseur 400/1.

Figure 2. — Epithéliums pavimenteux du vagin avec des spores de différents fungus implantés. Grosseur 300/1.

Figure 3. — Quelques cellules isolées du cryptococcus guttulatus Rob., de l'orifice vaginal du lapin, avec 1 - 3 vacuoles et noyaux. Grosseur 400/1.

Figure 4. — Trichomonade vaginale avec un fouet également divisé en fourche, vue des deux côtés. Grosseur 500/1.

a) Montre sur toute son enveloppe des processus fins et villeux.

b) Plusieurs trichomonades réunies entre eux. Grosseur 400/1.

Figure 5. — Bactéries et vibrions. Grosseur 400/ .

Figure 6. — Leptothrix vaginalis. Grosseur 700/1.

a) Deux filaments accidentellement réunis ;
b) Un filament avec quelques granules isolés à l'intérieur;
c) Un filament avec un spore implanté sur son extrémité;
d) Quelques filaments isolés et détachés.

Figure 7. — Un faisceau de filaments de leptothrix, dessinés un peu trop rudes à leur surface ; les corpuscules muqueux stratifiés entre eux et sur leurs côtés ne sont pas figurés. Grosseur 500/1.

Figure 8. — Leptothrix vaginalis en réunion avec les épithéliums pavimenteux et les corpuscules muqueux du vagin. Grosseur 400/1.

Figure 9. — Leptothrix vaginalis après l'addition d'une solution concentrée de Lugoll ; on voit des vacuoles à peu près d'égale longueur et restant incolores, tandis que le reste du contenu des filaments apparaît jaune-verdâtre sous le réactif. Grosseur 500/1,

Figure 10. — Leptothrix vaginalis, dont la cloison est fermée par un nœud dépassant un peu le périmètre du filament. Grosseur 500/1.

Figure 11. — Excessivement rare, forme de leptothrix vaginalis siuée parmi des fils ordinaires. Grosseur 700/1.

Planche II.

Figure 12. — Leptothrix vaginalis, née de l'insémination du fungus sur le vagin. Grosseur 400/1.

Figure 13. — Leptothrix vaginalis, enlaçant un fil fruitier articulé d'oïdium albicans du vagin. Grosseur 500/1.

Figure 14. — Fil fruitier de l'oïdium albicans du vagin, pourvu de parois, de vacuoles et de ramaux latéraux. Grosseur 500/1.

Figure 15. — Fil fruitier sans parois du vagin, avec de nombreuses vacuoles, abstrangulant un spore piriforme ; un rameau latéral articulé. Grosseur 400/1.

Figure 16-18. — Fil fruitier articulé du vagin avec un, deux ou plusieurs noyaux à l'intérieur d'un article, c'est-à-dire d'une vacuole. Grosseur 400/1.

Figure 19. — Fil fruitier sans parois avec plusieurs conides adhérents, abstrangulés. Grosseur 400/1.

Figure 20. — Divers spores de l'oïdium albicans du vagin. Grosseur 400/1.

Figure 21, — Blastocystes de l'oïdium albicans du vagin, avec vacuoles et granules graisseux dans le spore ; les vacuoles des deux blastocystes plus courtes sont dessinées un peu trop courtes. Grosseur 400/1.

Figure 22. — Spores composés de l'oïdium albicans du vagin. Grosseur 400/1.

    a) Sporange complétement développé et rempli de nombreux spores ;

    b) Vésicule non mure, remplie d'un protoplasme homogène, en rapport avec son sporangiophore dépourvu de parois.

Planche III.

Figure 23. — Oïdium lactis de Friedreich, né sur du lait. Grosseur 250/1.

    a) Filaments du mycélium, à gauche avec un conidiophore ;

    b) Spores abstrangulés, à gauche implantés encore sur un fil fruitier, à droite et au milieu en liberté ;

    c) Spores étrangers, parmi lesquels l'oïdium lactis.

    d) Blastocystes. Grosseur 400/1.

Figure 24. — Fils fruitiers de mycèles nés 24 heures après l'insémination de l'oïdium lactis Fr. dans les organes génitaux, grosseur 500/1 ; le fil fruitier supérieur est articulé, ramifié, à sa gauche un blastocyste. Les fils fruitiers inférieurs sont dépourvus de parois et en train d'émettre des conides.

Figure 25. — Fil fruitier inarticulé, pourvu de nombreuses vacuoles, observé quatre jours après la transmission de l'oïdium lactis sur les organes génitaux féminins, dans ceux-ci. Grosseur 500/1.

Figure 26. — Fil fruitier articulé, trouvé [cinq jours après l'insémination de l'oïdium lactis dans les organes génitaux féminins ; richement ramifié ! Les articles, c'est-à-dire les vacuoles renferment tantôt un, tantôt deux noyaux. Grosseur 500/1.

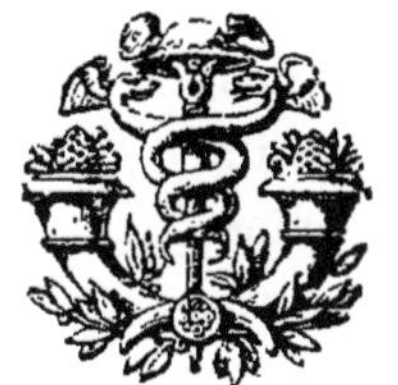

TABLE DES MATIÈRES

Pl. I

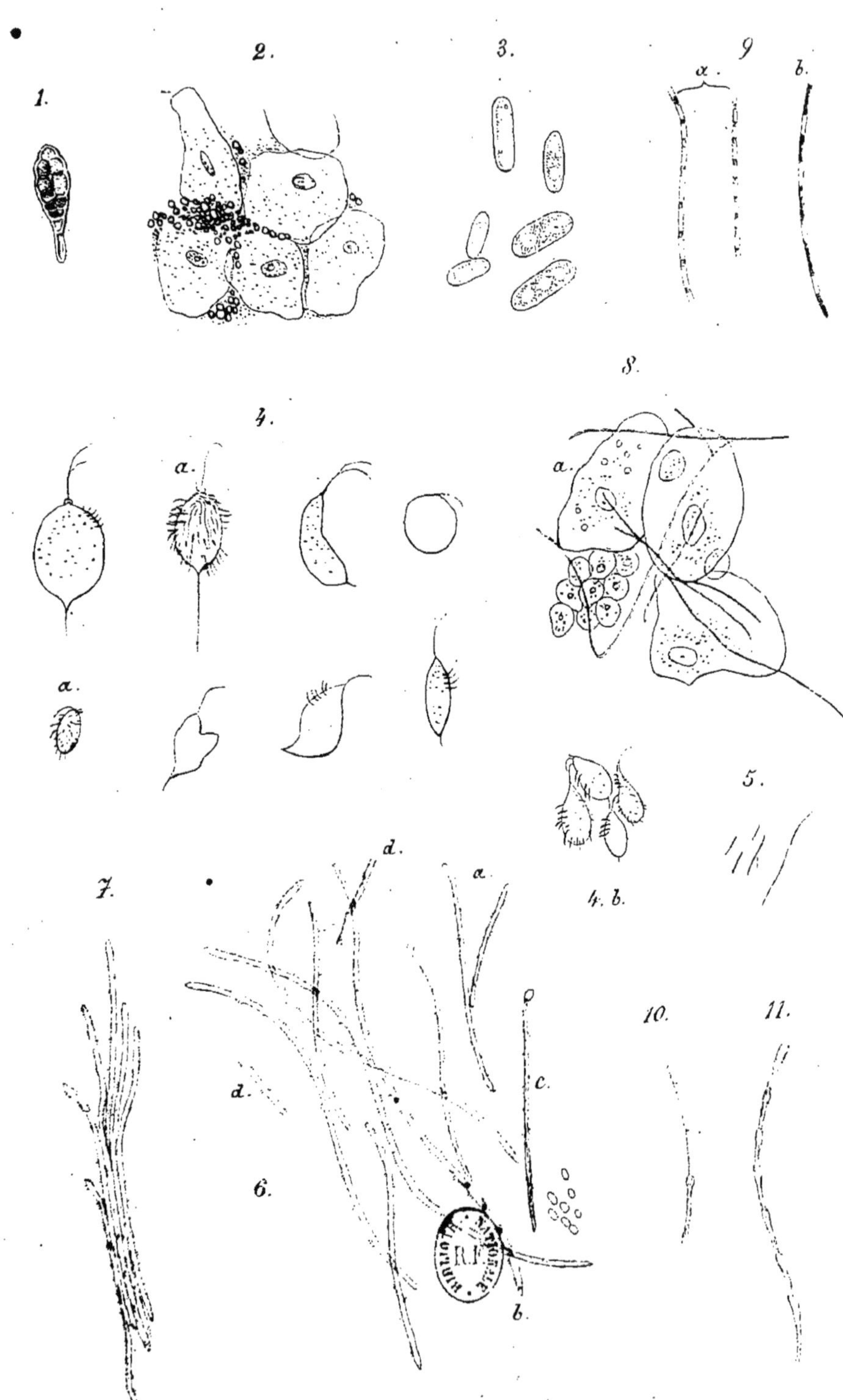

Ad. lineam. aud. Pelletier et Courlis.

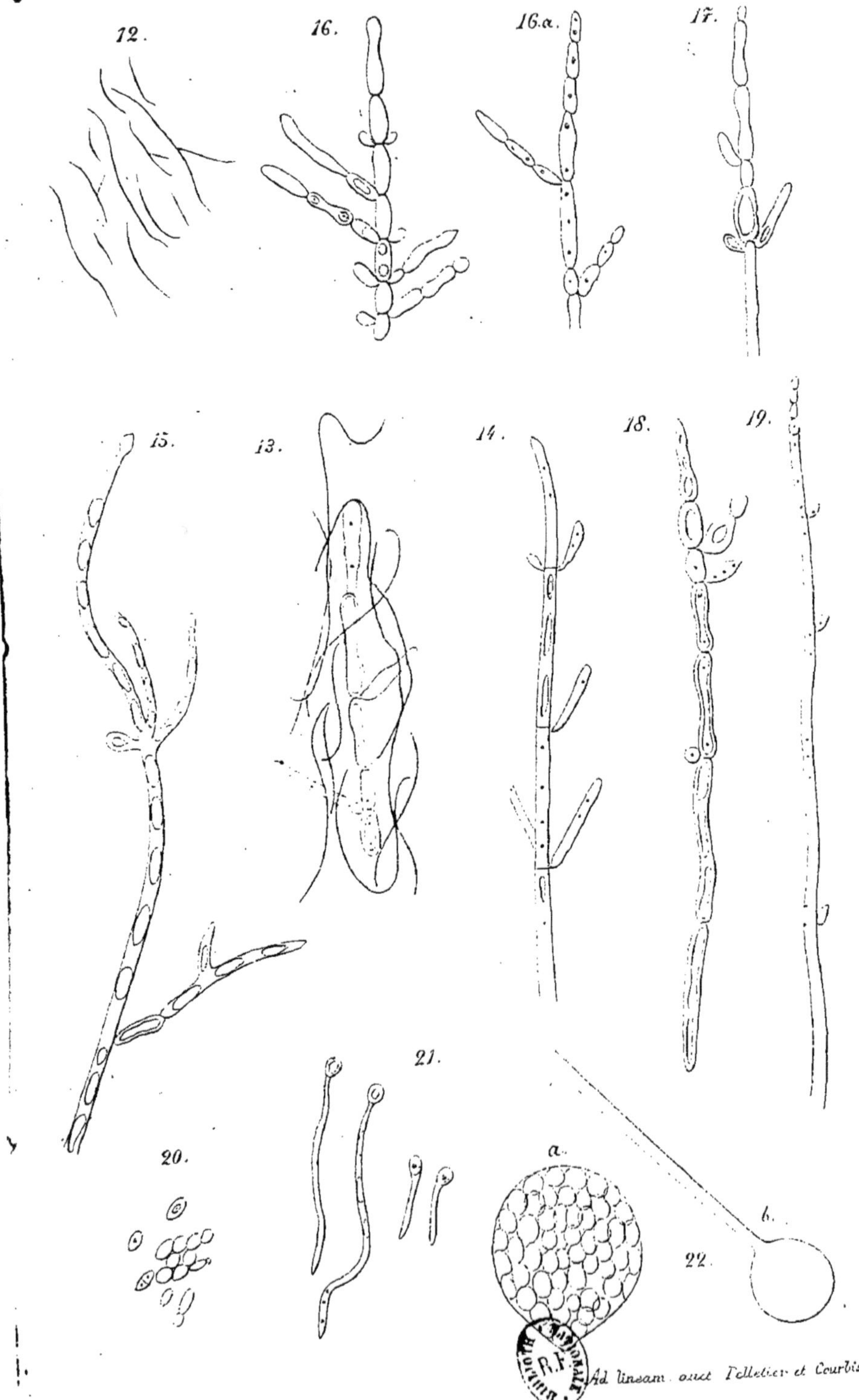

Ad linsam axet Pelletier et Courbis

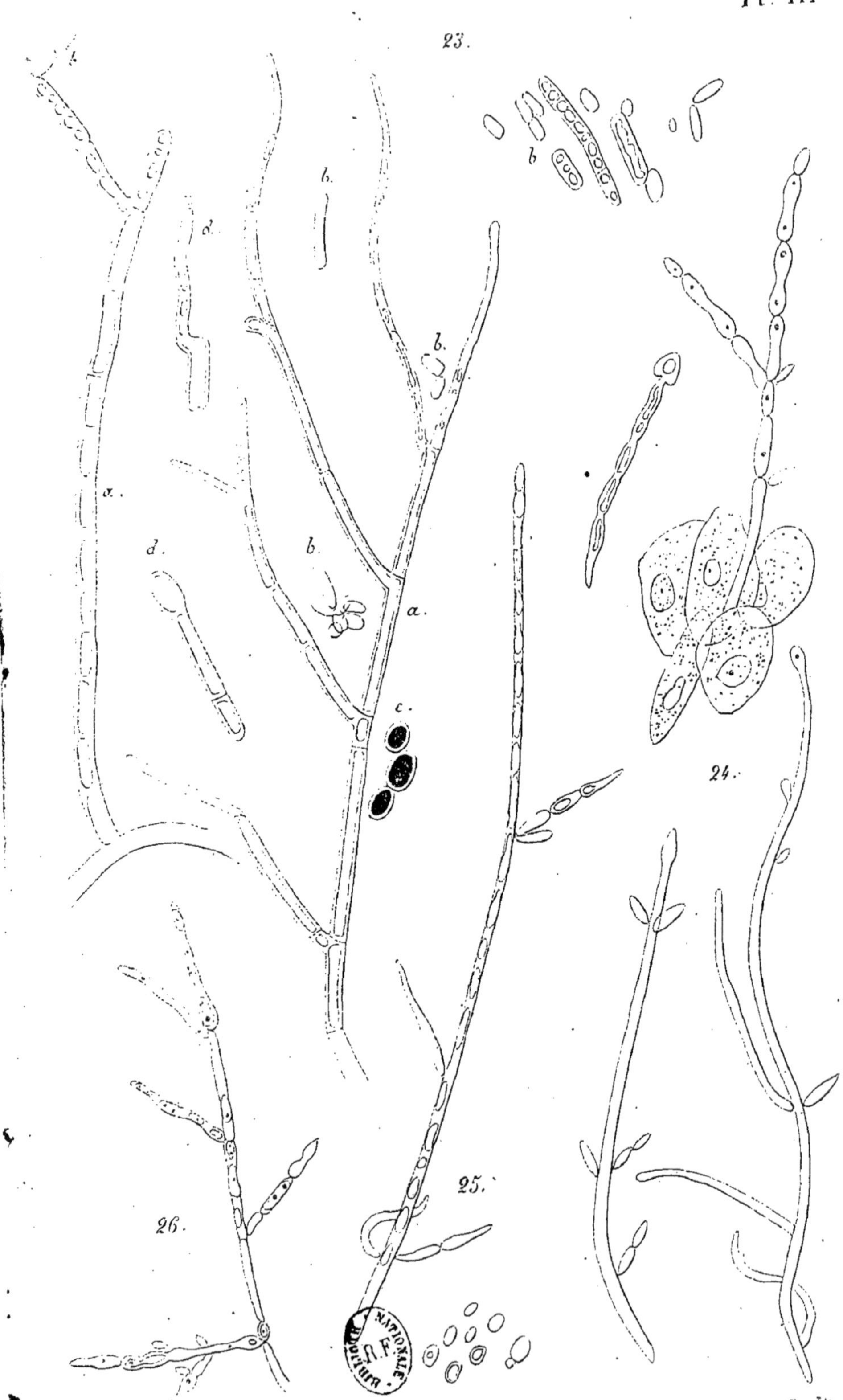

23.

24.

25.

26.

Ad lineam. auct. Pellecier et Courbis.

www.ingramcontent.com/pod-product-compliance
Ingram Content Group UK Ltd.
Pitfield, Milton Keynes, MK11 3LW, UK
UKHW020156130726
13696UKWH00002B/545